TITRES MÉDICAUX

DES

THERMES DE DAX

COMME

STATION HIVERNALE

EXTRAITS DE DAX MÉDICAL PAR LE Dr V.-A. FAUCONNEAU-DUFRESNE

DU JOURNAL HUMORISTIQUE D'UN MÉDECIN PHTHISIQUE
PAR LE Dr X...

ET SUIVIS D'UN APPENDICE

PARIS
GERMER BAILLIÈRE, LIBRAIRE-ÉDITEUR
rue de l'Ecole de Médecine.

1877

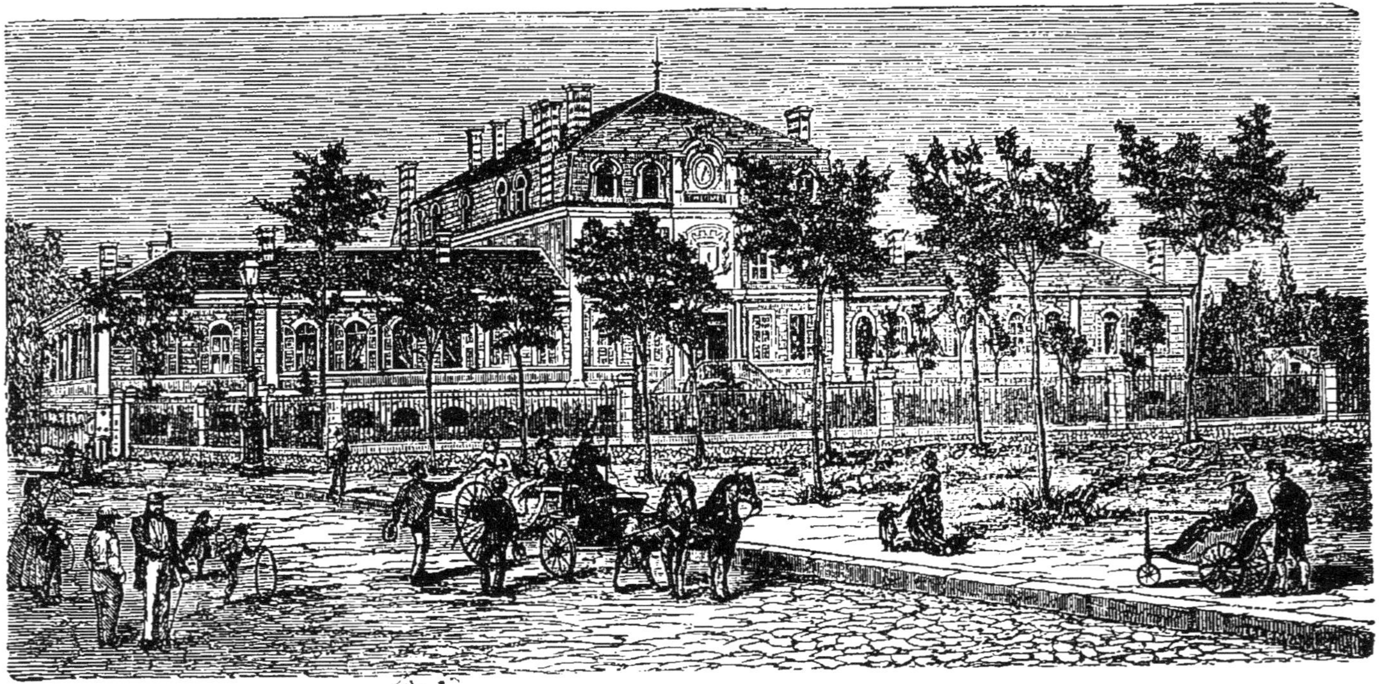

LES THERMES DE DAX

TITRES MÉDICAUX

DES

THERMES DE DAX

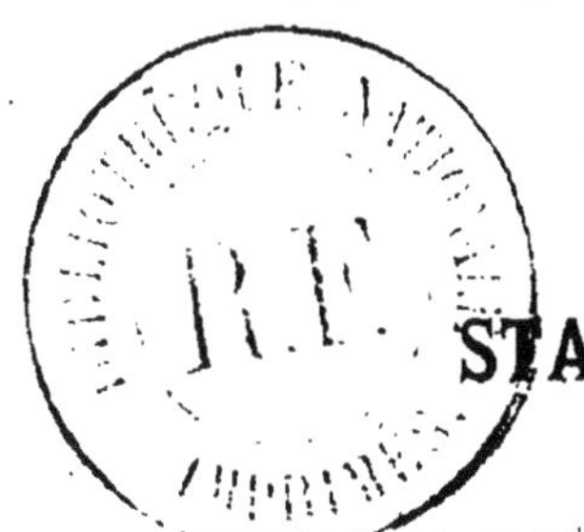

COMME

STATION HIVERNALE

EXTRAITS DE DAX MÉDICAL PAR LE Dr V.-A. FAUCONNEAU-DUFRESNE

DU JOURNAL HUMORISTIQUE D'UN MÉDECIN PHTHISIQUE
PAR LE Dr X...

ET SUIVIS D'UN APPENDICE

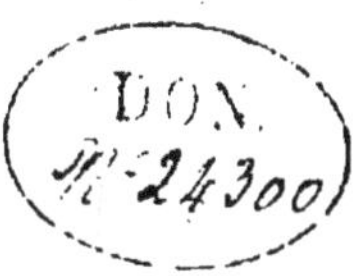

PARIS
GERMER BAILLÈRE, LIBRAIRE-ÉDITEUR
rue de l'École de Médecine.

1877

TABLE

Bordeaux. — Imp. A. Boussin, rue Gouvion, 20.

LES THERMES DE DAX

Septembre 1877.

Le choix d'une station médicale pour passer la mauvaise saison est toujours délicat, difficile pour tout praticien préoccupé avant tout des intérêts de son malade.

Mais quand les considérations à faire valoir en faveur de telle ou telle station prennent forcément le caractère d'un plaidoyer *pro domo sua*, les difficultés deviennent presque insurmontables. Jusqu'à l'heure, telle a été notre situation quand nous avons entrepris de faire valoir les droits de l'antique station thermale de Dax au titre de *Station hivernale de premier ordre.*

Nous avons déjà eu l'occasion de rappeler l'opinion de Rotureau. Dans son remarquable ouvrage sur les *Eaux minérales de l'Europe*, ce savant auteur a signalé Dax dès 1859, comme station thermale d'hiver « pleine d'avenir, disait-il, lorsque les travaux nécessaires auront été exécutés. »

Plus récemment, M. Sales-Girons a fait ressortir dans la *Revue médicale* (1er novembre 1873 et décembre 1875), les ressources précieuses de *Dax* et de son *grand établissement thermal* pour le traitement des névralgiques, des rhumatisants et des malades de la gorge et de la poitrine pendant la mauvaise saison.

M. Le Bret, inspecteur honoraire des eaux de Baréges, a exprimé, avec une grande autorité, la même opinion, dans son excellent *Manuel médical des eaux minérales*, de même M. Durand-Fardel, dans son ouvrage, *des maladies chroniques traitées par les eaux minérales.* A ces noms autorisés l'on peut joindre encore ceux de nos confrères des hôpitaux, ou pratiquant la médecine thermale ou dirigeant les revues des eaux : de Ranse, Macario, Gigot-Suard, Vergely, Fauvel (de Laon), Pery, Germond de Lavigne, Théophile Josset, Cazeaux, Constantin James *, etc., lesquels se sont prononcés dans le même sens.

Au surplus, tout médecin un peu au courant des questions climatériques a été frappé des faits suivants :

Dax est située au *centre* d'un triangle dont les *sommets* sont occupés par *Pau, Biarritz et Arcachon.* Moins influencée par les montagnes que Pau; plus à l'abri des bourrasques maritimes que les deux autres; protégée par les pins séculaires du Maransin, vaste région forestière allant de Bordeaux à Bayonne, sur une largeur moyenne de 30 à 40 kilomètres ; enfin sillonnée presque à fleur de terre par des courants d'eaux minérales à 60° dont le débit journalier dépasse 4 millions de litres. Telles étaient les *conditions premières* de la station hivernale, lorsque la création de son *grand établissement thermal* sur les gisements de boues naturelles et les sources minérales de la ville est venue les compléter et en faire aujourd'hui, nous n'hésitons pas à le dire, une station *unique en Europe.* Cette opinion

* *Guide pratique aux Eaux minérales*, art. *Dax*, p. 26 et 563 (10e édit).

a été exprimée récemment par deux savants praticiens, l'un dans un ouvrage ayant pour titre : *Journal humoristique d'un médecin phthisique, Pau, Dax, Alger ; du choix d'une station hivernale, par le Dr X...* G. Masson, libraire-éditeur ; l'autre dans un mémoire consacré plus particulièrement à la station hivernale de Dax, dont nous reproduisons ci-après les chapitres principaux. Ce dernier, dû à un de nos publicistes les plus distingués, M. le Dr Fauconneau-Dufresne, ancien président de la Société de Médecine de Paris, a pour titre : *Dax médical.*

Paul DELMAS
Inspectr du service hydrothérapique
des hôpitaux
et médecin en chef de l'Institut
hydrothérapique de Longchamps,
à Bordeaux.

L. LARAUZA
Ancien membre du Conseil général
de la Gironde
Ancien interne des hôpitaux
de Bordeaux
Médecin en chef des thermes de Dax

DAX MÉDICAL

Par le Docteur FAUCONNEAU-DUFRESNE

Pendant le séjour de cinq mois que je viens de faire à Dax, j'ai étudié cette ville sous le rapport médical et sanitaire, et je vais exposer les observations qui m'ont été suggérées par cette étude.

Je m'occuperai, d'abord, de ses sources minéro-thermales, de leur analyse chimique, ainsi que de ses boues minéro-végétales. Je parlerai, ensuite, de ses établissements de santé et en particulier de ses Thermes. Après ces premières études, il sera question de l'emploi thérapeutique des eaux et des boues dans diverses maladies et du traitement spécial de la phthisie pulmonaire dans l'établissement des Thermes. Je ferai connaître, dans un autre paragraphe, les opinions du docteur X... sur le traitement de cette dernière maladie. Je traiterai spécialement du climat de Dax et je présenterai un parallèle entre les climats d'Amélie-les-Bains et de Pau, avec celui de Dax ; et, enfin, je chercherai à prévoir quel sera l'avenir de Dax comme station d'hiver.

Dans un appendice, je passerai en revue les établissements sanitaires du département des Landes, et les améliorations hygiéniques qui ont été opérées dans cette contrée.

En me livrant à ces appréciations, j'aurai souvent à citer un livre des plus intéressants intitulé : *Journal humoristique d'un médecin phthisique; choix d'une station hivernale, par le docteur X...* J'avais longuement entendu parler de ce spirituel et savant confrère qui a dû, en grande partie, sa guérison à l'établissement des Thermes et au climat de Dax. Il y est revenu, pendant mon séjour en cette ville, ce qui m'a procuré le plaisir et l'avantage de me mettre en rapport avec lui.

Le nom de cet habile médecin est bien connu à Dax, mais ayant gardé l'anonyme dans sa publication, je ne l'appelerai que comme il se désigne lui-même.

Châteauroux, le 1er mai 1877.

---

§ I.

SOURCES MINÉRO-THERMALES DE DAX

Avant de m'occuper des sources thermales de Dax, je crois devoir présenter un court aperçu sur cette ville. Dax est très anciennement connue. Des médailles, des urnes sépulcrales, des pierres tumulaires, des armes en pierre, des débris de monuments druidiques témoignent par leurs formes, leurs inscriptions ou leurs masses, de l'importance qu'elle avait dans les temps les plus reculés, sous la domination romaine et au moyen-âge. Les Romains en avaient fait une place forte, entourée de hauts remparts et de tours rondes. Depuis que le génie militaire a abandonné ses droits sur cette place, l'administration municipale, désireuse de l'agrandir, a détruit les anciens travaux et fait, là où ils étaient, de belles promenades.

De capitale des Landes qu'elle était autrefois, Dax est devenue, depuis la Révolution de 1789, un simple chef-lieu d'arrondissement. Elle est située par 43° 42' de latitude, et par 3° 24' de longitude. Elle est bâtie sur la rive gauche de l'Adour. Cette rivière, dont le lit a peu de pente et qui coule à fleur de terre, est sujette à de fréquents débordements ; toutefois, les eaux se retirent assez promptement et laissent dans les prairies un limon fertilisant. L'annexion de la commune de Saint-Vincent-de-Xaintes et d'une partie de celle de Saint-Paul a élevé la population de la ville à environ 10,000 âmes.

Dax est sur le chemin de fer de Bordeaux à Bayonne et à Pau. Les routes qui en partent sont magnifiques et ornées des plus beaux arbres, de platanes surtout. La partie nord-ouest de l'Adour n'offre que des forêts de pins et des landes ; mais la partie sud-est, appelée *la Chalosse,* est accidentée, très arrosée et très fertile. L'uniformité du climat de Dax et les qualités de ses eaux minéro-thermales rendent compte de son importance médicale.

Les sources minéro-thermales de Dax sont on ne peut plus remarquables par leur nombre, leur débit et leur haute température. Elles sont réparties sur un espace d'environ 1,200 mètres et se déversent toutes dans l'Adour. En général, elles émergent de l'alluvion superposé à des roches dolomiques.

La MERVEILLE de Dax est ce qu'on appelle *la Fontaine chaude.* C'est une des plus belles sources que l'on connaisse. Elle a toujours servi à désigner cette localité. Les Romains l'appelèrent *Aquæ tarbellicæ*, puis *Aquæ augustæ.* La ville fut désignée sous le nom de *Civitas aquentium*, ses citoyens sous celui de *Cives aquentes*, et l'évêque sous celui de *Episcopus aquentis.* Plus tard, la terminaison latine se corrompit, et le mot *Aquæ* devint *Aquen*, *Acqs*, *Ax,* avant de rester Dax. Les habitants se nomment les *Dacquois.* Ainsi, cette fontaine, qui fume toujours et qui peut faire croire de loin à un vaste incendie, a servi à toutes les dénominations.

Sous la domination romaine, la fontaine chaude ne formait qu'un *marais bouillonnant.* Mais ses boues, dont l'efficacité était connue depuis longtemps, y attiraient des malades. La tradition prétend que l'empereur Auguste y conduisit sa fille Julia, non encore nubile, qui était tombée dans un état de dépérissement qui faisait craindre pour sa vie, et qu'elle y recouvra la santé. Ce serait, dit-on, à cette cause qu'il faudrait rapporter le nom de Julia attribué à l'une des portes de la ville. Pour établir des fondations sur le sol marécageux qui entourait la fontaine, les Romains y coulèrent des couches de béton, et, par suite de travaux réitérés, la circonférence du marais fut successivement rétrécie, de manière à ne plus laisser à découvert que l'œil de la source.

Anciennement, on était convaincu que cette source sortait d'un gouffre incommensurable. On raconte que le duc d'Anjou, futur roi d'Espagne, lors de son passage à Dax, en 1701, ayant eu la curiosité d'en faire mesurer la profondeur, avait dû renoncer à cette entreprise, après avoir employé sans succès plus de mille brasses de cordes. Quarante ans après, M. Secondat, renouvelant l'expérience attribuée au jeune prince, constata que le prétendu gouffre atteignait à peine quatre toises. Le fond s'élevant graduellement, la profondeur, déterminée en 1817, en présence de M. le baron d'Haussez, préfet des Landes, se trouva réduite à deux toises environ. Cette transformation paraît avoir pour cause l'accumulation du dépôt végéto-minéral de la source.

En 1804, la fontaine chaude fut entourée par une

belle construction. La façade principale offre un portique d'ordre toscan. Ce portique est constitué par trois arcades séparées par des colonnes engagées, reposant sur des piédestaux, entre lesquels sont neuf robinets qui débitent, en vingt-quatre heures, une moyenne de 1,869 mètres cubes d'eau. Ce débit, toutefois, ne peut être qu'approximativement déterminé en raison de la charge hydraulique. Le reste du bassin, qui est carré, est formé par un mur de vingt-cinq mètres de côté et de six mètres de hauteur ; il est percé d'ouvertures garnies de grilles de fer. L'eau se trouve donc retenue sur une surface qui n'a pas moins de 343 mètres.

L'eau arrive en bouillonnant au milieu de ce vaste réservoir. Elle présente une température de 60° centigrades. La fumée qui s'en élève est un spectacle vraiment saisissant. Cette masse de vapeurs va se mêler à l'atmosphère. Par les temps brumeux et froids, elle se condense et paraît plus considérable. Dans les temps chauds, la fumée se dissolvant de suite dans l'atmosphère, on peut reconnaître une large dépression, sorte de cuvette, où sont répartis sans ordre les nombreux soupiraux d'où l'eau émerge, comme si elle sortait d'une éponge qu'on presserait doucement de bas en haut.

Des bulles de gaz s'élèvent continuellement à la surface de l'eau. Une partie de ces gaz provient des conferves qui tapissent toute la partie immergée de la fontaine. L'*Anabaina thermalis* de Bory est propre à la thermalité de cette fontaine. Lorsque cette conferve est frappée par les rayons du soleil, les vésicules qui la composent laissent échapper ces gaz qui viennent en pétillant à la surface de l'eau. D'après M. Hector Serres, ancien et savant pharmacien, qui a étudié avec attention ce phénomène, les gaz que cette plante sécrète se fixent dans son tissu pour y constituer des vésicules, qui sont superposées dans une sorte de tube, lequel s'allonge presque indéfiniment ; c'est de là que les gaz se dégagent en déchirant les parois encore trop faibles pour résister à la force qui les sollicite et les entraîne.

Les sources abandonnent un léger dépôt, offrant deux variétés, suivant les circonstances qui concourent à sa formation. La première est mêlée aux productions organiques ou conferves ; la seconde, en l'absence de ces mêmes productions, incruste les parties résistantes du sol sur lequel l'eau ruisselle. La couleur de cette variété indique qu'elle contient plus de fer que la première.

Lorsque le temps veut tourner à l'orage et que l'atmosphère est chargée d'électricité, la température de l'eau de la fontaine s'élève sensiblement, et alors on y remarque une agitation anormale qui semble occasionnée par une émission plus considérable des gaz spontanés.

Le niveau des eaux de ce grand bassin oscille entre 4 mètres 73 centimètres et 4 mètres 85 centimètres au-dessus du niveau de l'étiage de l'Adour.

L'ensemble des sources exploitées à Dax peut être divisé en quatre groupes, au point de vue de leurs qualités.

PREMIER GROUPE. — Il est formé seulement par la

fontaine chaude, dont le captage est naturel, et dont la température et la minéralisation offrent le maximum de toutes les autres sources. Cette fontaine, située dans la ville même, à 130 mètres du pont de l'Adour, déverse ses eaux dans cette rivière par un canal souterrain, après avoir alimenté deux lavoirs publics (un petit et un grand). — Divers établissements de bains, situés autour de cette fontaine, en sont tributaires pour une partie de l'eau qu'ils consomment. La plupart des boulangers s'en servent pour fabriquer le pain. Les ménagères l'utilisent à divers usages en vue d'économiser le combustible, et, tous les matins surtout, on les voit venir la puiser dans de grandes cruches qu'elles rapportent agilement sur leur tête.

SECOND GROUPE. — Il est constitué par les sources du Bastion et par les sources du Port.

1° *La source du Bastion* a été l'objet d'un captage tout à fait artificiel qui a été opéré par M. Sanguinet, architecte de la ville, pour l'alimentation des Thermes. La température et la minéralisation de cette source sont à peu près identiques avec celles de la fontaine chaude. Depuis l'année 1787, il existait, entre le boulevard de la Marine et le bastion Sainte-Marguerite, une pauvre installation balnéaire qu'on appelait *Bains Dunoguès*. Elle se composait de deux échoppes, abritant quatre piscines directement établies sur les griffons. En outre de ces piscines, se trouvait une source aménagée dans un réservoir à ciel ouvert et communiquant avec l'une des piscines. Les bassins étaient au même niveau. La quantité d'eau qui s'en échappait ne dépassait pas 21,000 litres par 24 heures ; sa température variait entre 36 et 40 degrès. Lorsqu'on voulut construire les Thermes, dont j'aurai longuement à parler, on creusa un puits où toutes les eaux allèrent s'engouffrer. Ce puits descend à 5 mètres 37 centimètres au-dessous du zéro de l'étiage de l'Adour. Il repose sur un banc de sable grossier et de menu gravier. Le niveau de l'eau est fixé à 1 mètre 68 centimètres au-dessus du même étiage, ce qui lui donne une profondeur totale de 5 mètres. Après le grand mouvement de terres nécessité pour asseoir les constructions, la température a cessé de varier ; elle est actuellement de 59 degrès 8/10mes. Son débit, suivant la charge hydraulique, varie de 240,000 à 500,000 litres par 24 heures.

2° *Les sources du Port.* Leur température égale celle des précédentes. Elles alimentent le bassin générateur des boues appartenant aux Thermes et appelé *la Demi-Lune*. Ce bassin est aménagé sur l'ancien *Trou des Pauvres*, auquel Dax est redevable d'une grande partie de son ancienne réputation pour la cure du rhumatisme. Les sources du Port consistent en huit griffons émergeant de l'alluvion dans le voisinage de la Borne et tout près du réservoir générateur des boues. Naturellement divisés en deux parties, égales pour le nombre, ces griffons furent recueillis, à l'époque de la construction du port, dans des tuyaux de drainage et déversés dans une rigole souterraine qui aboutit à l'Adour. Ils ont éveillé la sollicitude de MM. les ingénieurs Crouzet et Aubé, et sont devenus, de la part de ce dernier, l'objet d'un aménagement particulier. Un captage suffisant, quoique exécuté dans l'alluvion même, en assure la conservation, et toutes les dispositions sont prises en vue de les utiliser. Leur température, à l'orifice du puits qui les réunit, est de 60 degrés.

TROISIÈME GROUPE. — Il se compose de sources non captées, comme celles du Roth, de Saint-Pierre et de Séris.

QUATRIÈME GROUPE. — A l'établissement des Baignots, il y a une série de sources, dont la principale est celle dite du *Pavillon*. Elle est captée dans un puits peu profond et abritée par un petit bâtiment. Elle débite à la cuvette de 2,000 à 2,500 litres environ par heure. Comme toutes les sources dont le captage n'est pas complet, sa température est variable et oscille de 47 à 53 degrés. L'ensemble du gisement révèle l'existence d'un grand nombre de griffons, et d'autres sont sans doute à découvrir.

Les bassins de réception de ces griffons nourrissent un certain nombre de conferves ou hydrophites. Celle désignée sous le nom d'*Oscillaria grateloupi* se trouve dans tous les réservoirs dont la température, moins élevée que celle de la fontaine chaude, ne descend pas au-dessous de 36 degrés. Nous y reviendrons en nous occupant des boues.

Avant que des travaux n'eussent été faits pour l'établissement des quais et la régularisation des berges de l'Adour, les nombreuses sources chaudes venaient se répandre sur la rive gauche de cette rivière et y formaient une série de cloaques boueux.

§ II.

ANALYSE CHIMIQUE DES SOURCES

Il est nécessaire de compléter l'histoire des sources thermo-minérales de Dax en exposant leur composition chimique. Bien des essais ont été faits et plusieurs analyses ont été publiées. Je me bornerai à rapporter la plus récente, exécutée, avec le plus grand soin, par M. Hector Serres, actuellement Vice-Président de la Société Borda, fondée en la ville de Dax. J'ai déjà cité son nom dans le paragraphe précédent.

Toutes les eaux minérales de Dax, dont le captage est complet, comme ceux des sources du *Bastion* et du groupe du *Port* qui alimentent les Thermes, ont à peu près les mêmes caractères, surtout quand elles sont prises aux griffons, et alors leur température ne diffère pas.

Ces eaux sont claires, limpides, transparentes ; elles n'ont ni odeur, ni saveur bien définies ; leur odeur et leur goût sont généralement fades. Leur réaction est alcaline. Elles sont onctueuses au toucher.

Je ne reproduirai pas les recherches auxquelles s'est livré M. Serres pour arriver à son analyse. Il suffira de constater les résultats qu'il a obtenus sur les eaux de la fontaine chaude.

GAZ EN SOLUTION

Acide carbonique..........	4cc	60c
Oxygène..................	3	55
Azote....................	11	45
Total.......	19cc	60c

PRINCIPES FIXES

Acide carbonique des carbonates.....	0,04585
— sulfurique....................	0,34382
— silicique....................	0,02800
— phosphorique..............	Traces
Chlore..............................	0,17465
Potasse............................	Traces
Soude..............................	0,27478
Chaux..............................	0,19983
Magnésie..........................	0,06454
Fer..................................	Traces
Manganèse.........................	Traces
Iode.................................	Traces
Brôme...............................	Traces
Matière organique................	Traces
	1,03147

Cette analyse permet de conclure que les eaux de Dax peuvent être comprises dans la classe des eaux salines mixtes, et qu'on doit leur attribuer la dénomination de chlorurées-sodo-calcaires.

D'après M. Coudanne, pharmacien de Dax, élève et successeur de M. Serres, le dernier mot sur l'analyse des sources en question ne serait pas encore dit : l'analyse ci-dessus ne rendrait pas compte de leur alcalinité et de celle des vapeurs qu'elles émettent. Il fait remarquer que ces eaux qui sont onctueuses, bien qu'elles soient à prédominance de sulfate de chaux, pourraient peut-être contenir des proportions notables de lithine.

M. Serres, à la suite de son travail, se livre à des considérations qu'il me paraît intéressant de reproduire. Quoique les sources présentent quelques différences dans leur température, il est convaincu qu'elles proviennent du même gisement, et qu'un captage général, s'il était praticable, les ramènerait toutes au même degré ; que leur débit pourrait s'accroître d'une manière incalculable ; que les gaz qu'elles dégagent naissent à la base du gisement ou dans les différents étages que l'eau occupe ou parcourt ; que les nappes ne constituent pas de grands amas ; que la relation bien évidente des groupes thermo-minéraux avec l'ophite permet de supposer que leur apparition, absolument contemporaine du soulèvement de cette roche, n'a pas eu d'autre cause que ce soulèvement même ; enfin, que de toutes les théories imaginées pour expliquer les causes de la thermalité, une seule reste aujourd'hui debout, celle qui l'attribue au feu central de la terre. M. Serres déplore, en outre, que cette si grande quantité d'eau chaude ne soit guère utilisée qu'en bains et en usages domestiques, même dans une faible proportion, tandis que la plus grande partie s'écoule en pure perte. Lorsqu'on cherche à se rendre compte de la quantité de combustible qu'il faudrait pour élever journellement à 60 degrés de chaleur une masse d'eau aussi considérable, le regret de ce défaut d'emploi se fait surtout sentir. — Je ferai, pour mon compte, remarquer combien il est étonnant que des eaux dont l'action est si utile, comme on le verra dans les paragraphes subséquents, n'aient donné lieu que depuis peu de temps à des établissements importants, tandis que les eaux de Néris, de Plombières, de Gastein, de Wilbad, etc., qui ne sont pas plus minéralisées, ont, depuis des siècles, le privilége d'attirer un grand nombre de malades de tous les pays. La cause doit en être au défaut de publicité et au peu de soins qu'on a pris pour y appeler une clientèle, peut-être aussi à la multiplicité d'anciens établissements médiocres et défectueux, se nuisant les uns aux autres et empêchant des créations nouvelles.

Mais depuis la création des *Thermes*, la physionomie de la station a subi une transformation complète.

---

§ III.

BOUES MINÉRO-VÉGÉTALES DE DAX

Ces boues se trouvant mêlées aux eaux thermo-minérales, nous devons nous en occuper après avoir traité de ces eaux elles-mêmes.

Elles sont noires, gluantes, et très onctueuses au toucher. Semi-fluides dans leurs couches supérieures, un peu plus compactes dans le fond, elles se laissent facilement pénétrer ; elles n'adhèrent que peu à la peau. Elles tachent fortement le linge, et même elles le corrodent. Exposées à l'air, elles prennent aussitôt une couleur grisâtre. Leur odeur *sui generis* rappelle de loin celle de l'acide sulfhydrique.

Ces boues constituent, à Dax, des gisements d'une épaisseur et d'une étendue considérables. Elles sont formées, depuis des siècles, par les dépôts limoneux de l'Adour, dont les débordements sont fréquents. Ces limons sont déposés sur les griffons mêmes des sources minérales ; ces dernières, en les traversant, leur abandonnent une partie de leur sédiment. En outre, sous l'influence des rayons solaires, il se produit, au sein de l'eau minérale, les conferves dont il a été question dans le premier paragraphe. Ces plantes, qui se développent avec force et poursuivent en peu de temps le cycle de leur existence, végètent sur les débris de celles qui les ont précédées dans un milieu sulfuré.

M. Serres, qui a fait de ces boues un classement particulier, basé sur leurs aménagements divers, les a divisées, dans un mémoire encore inédit, en quatre variétés. Il a, de plus, constaté que, dans les quatre établissements où elles sont administrées, elles diffèrent entre elles d'une manière notable, par le degré de sulfuration, la proportion des carbonates et de la matière organique. M. Coudanne s'étant occupé, de son côté, de l'analyse qualitative desdites boues, tous deux sont arrivés au même résultat, qui établit qu'elles contiennent, en outre des éléments propres à l'eau minérale, de la silice et de l'alumine qui en forment la base, de l'acide sulfhydrique, des sulfites, des hyposulfites, des sulfures, et, en quantité assez considérable, relativement à celle contenue dans l'eau, du fer, des carbonates terreux et surtout de la matière organique.

Voici, du reste, une analyse due à M. Guyot-Dannecy, pharmacien en chef des Hôpitaux de Bordeaux [1].

Les boues de Dax, fournies par les *Thermes*, séchées à une température de 100°, jusqu'à ce qu'elles aient

(1) Etude comparative sur les stations de boues minérales françaises et allemandes, par MM. Paul Delmas et L. Larauza. *Bordeaux médical*, 1872.

cessé de perdre de leur poids, ont donné les résultats suivants :

Silice	796g 51c
Alumine	76 21
Proto-sulfure de fer	29 31
Magnésie	24 68
Chlorure de sodium	16 32
Matière organique combustible	1 29
Iode Brôme Potasse très sensible Perte	4 71
	1000g

En creusant un puits pour l'exploitation des bancs de sel gemme de Dax, M. Richard, ingénieur, a traversé une couche de *boues fossiles* située à vingt mètres au-dessous du sol actuel et à trois kilomètres environ de l'Adour. Ce gisement a cinquante centimètres d'épaisseur; ces boues antédiluviennes sont très compactes et offrent les mêmes qualités physiques que les boues de récente formation. M. Guyot-Dannecy a trouvé qu'elles renfermaient :

Matières solubles dans les acides	150g
Matières organiques	108
Silice	742
Boues séchées	1000g

Quant aux différentes conferves des eaux de Dax, elles contiennent de l'iode et du brôme. Incinérées, après avoir été desséchées, elles laissent 45 p. 100 de cendres composées de chaux, de magnésie, de fer, de chlore, de soufre, de manganèse et d'acide carbonique à l'état de carbonates. En outre, au contact des matières organiques, conferves ou autres, les eaux de Dax donnent lieu à la production de la *sulfuraire.*

Les gaz que contiennent les bulles qui s'élèvent des conferves pendant la période si rapide de leur développement, contiennent, d'après M. Serres :

Acide carbonique...........	0g 74c
Oxygène....................	36 03
Azote......................	63 23
Total.........	100g

Les boues de la nature de celles de Dax ne se trouvent ni à l'étranger, ni dans aucune partie de la France, si ce n'est dans le petit village de Préchacq, situé sur les bords de l'Adour, et dont je parlerai dans l'appendice de ce Mémoire.

§ IV.

ÉTABLISSEMENTS DE SANTÉ

Les Thermes.

Maintenant que nous connaissons les sources thermo-minérales et les boues de Dax, nous dèvons examiner les établissements où l'on traite les maladies. Avant tous, se présente celui qui, sous le nom de *Thermes*, est dirigé par le docteur Larauza, qui y demeure avec sa famille.

Il y a une douzaine d'années, une société toute locale se forma pour la construction d'un grand établissement et l'exploitation des sources très abondantes situées sur les bords de l'Adour qui appartenaient à la ville. C'étaient celles appelées du Bastion dont j'ai indiqué l'origine. Le capital souscrit ne fut pas assez considérable et l'entreprise fut abandonnée. Elle fut continuée par le docteur Paul Delmas, propriétaire et directeur du célèbre institut hydrothérapique de Longchamps, à Bordeaux, et par le docteur Larauza, médecin à Salles, et membre du Conseil général de la Gironde. Grâce à leur activité, à leur expérience et à leurs capitaux, les travaux furent repris, rapidement poussés, et aujourd'hui Dax possède, sans conteste, le plus bel établissement de santé de la France et de l'étranger.

Les Thermes recouvrent une surface de 1,400 mètres. La construction, à forme rectangulaire, dégagée de tous côtés, est monumentale et donne sur un grand jardin. Elle comprend un corps central surélevé de trois étages et deux bas-côtés. Le corps central est séparé des deux bas-côtés par deux grandes cours intérieures. Le rez-de-chaussée et tous les étages supérieurs sont consacrés aux logements des malades pensionnaires, du médecin et du personnel de l'établissement. Les appartements et les chambres sont de bon goût et bien tenus. Les pièces communes, salles à manger, salons de compagnie et de lecture, billard, ne laissent rien à désirer et sont organisés avec la meilleure entente des progrès modernes.

Les fondateurs ont procédé par eux-mêmes à la mise en œuvre de toutes les appropriations ; pour la première fois, en France, l'élément médical a présidé exclusivement à l'exploitation d'une eau minérale.

L'établissement étant construit sur les sources mêmes, l'eau jaillissant à une température de 60 degrés et donnant par jour un minimum de 12,000 hectolitres, on comprend de quelle quantité énorme de chaleur et de vapeur on peut disposer. Aussi toutes les pièces sont-elles chauffées d'une manière uniforme jusque dans les plus petits recoins, par les vapeurs qui s'élèvent des sources. La température est constamment maintenue, la nuit comme le jour, entre 14 et 18 degrès. C'est cette température que les docteurs Delmas et Larauza ont admise comme moyenne pour qu'il n'y ait pas une trop grande différence avec la température extérieure. Du reste, il est toujours facile de l'élever ou de l'abaisser à son gré, tellement la captation a été bien disposée. L'air qu'on y respire est donc chaud et saturé d'humidité.

Deux galeries vitrées, larges de 2 mètres et d'une longueur de 250 mètres, font le tour des Thermes et aboutissent des deux côtés au salon d'entrée et aux galeries des sources. Sur elles s'ouvrent toutes les chambres des malades et les salles balnéaires. Les baigneurs peuvent ainsi se promener sans être exposés ni à un courant d'air ni à un refroidissement. De la galerie supérieure, on descend dans l'installation balnéo-thérapique par deux larges escaliers en pierre dure, à paliers, et très doux, sans avoir à se préoccuper d'une transition atmosphérique quelconque ; précieux avantage qu'il est difficile de trouver ailleurs. Les bains et les douches peuvent être administrés sans inconvénients par les temps les plus rigoureux de l'hiver.

L'INSTALLATION BALNÉO-THÉRAPIQUE comprend :

1° Les salles à bains d'eau thermo-minérale ;

2° Les salles des piscines à boues minérales ;

3° Les salles d'étuves ;

4° La salle de humage ;

5° La salle pour les applications locales des boues ;

6° Les salles pour bains de caisse à vapeurs térébenthinées ;

7° Les salles particulières de douches d'eau minérale en pluie, en jet et écossaises ;

8° Deux salles à sudation et massage ;

9° Quatre salles avec déshabilloirs ;

10° Divers cabinets pour douches ascendantes, douches vaginales, périnéales et bains de siéges hydrothérapiques complets ;

11° Une salle hydrothérapique aux proportions monumentales, installée à l'eau minérale chaude, refroidie et à l'eau froide simple ;

12° Un vaste bassin de natation, alimenté par l'eau minérale à eau courante ;

Salles à bains d'eau minérale. — Ces salles sont au nombre de vingt, parfaitement éclairées et aérées, situées au nord et au sud, en nombre égal, pour le service des deux sexes. Elles contiennent de belles baignoires en marbre gris, directement alimentées par deux robinets, à température froide et chaude, laissés à la disposition des baigneurs, des chaises, une glace, en un mot, l'ameublement nécessaire en pareil cas.

Salles de piscines à boues minérales. — Elles sont au nombre de douze, situées dans la grande galerie des sources et destinées, à nombre égal, à chacun des deux sexes. Elles contiennent :

A. Une piscine à boue, traversée constamment par un courant d'eau minérale plus ou moins fort, et atteignant des températures variées, de tempérées à très chaudes, suivant l'indication à remplir [1].

(1) Cette organisation spéciale des boues *à température graduée* n'existait nullement à Dax avant la création des *Thermes*, et cette

B. Une baignoire en marbre, dans laquelle le malade se plonge pour laver les surfaces du corps sur lesquelles la boue a pu rester adhérente ; il peut y recevoir des douches en pluie ou en jet, montées à l'eau froide ou à l'eau chaude des sources, pour remplir toutes les prescriptions médicales.

Ces salles de piscines à boues, voûtées avec soin, peuvent conserver les vapeurs d'eau qui se dégagent des sources d'alimentation et constituent à volonté des bains de boue avec ou sans buée.

Salles d'étuves. — Les salles d'étuves, au nombre de deux, sont situées sur le réservoir collecteur de la grande source du Bastion, contenant 500,000 litres d'eau. Des ouvertures, pratiquées à la voûte de ce réservoir, laissent arriver les vapeurs d'eau minérale, qui se dégagent dans les salles d'étuves, auxquelles elles communiquent une température variant entre 38 et 47 degrés. Dans chacune de ces salles d'étuves, outre le lit quadrillé traditionnel, il y a une douche en pluie et une douche en jet qu'on peut donner, à volonté, chaude, tiède ou tempérée, et une douche de vapeur.

Salle de humage. — La salle de humage reçoit aussi les vapeurs d'eau minérale du grand réservoir collecteur. Deux bornes en marbres sont appliquées sur des

heureuse innovation est due exclusivement à MM. les docteurs Delmas et Larauza. Aucune autre station de *boues minérales* de la France ou de l'étranger ne présente non plus de dispositions analogues.

ouvertures pratiquées dans la voûte de ce réservoir. Elles en reçoivent la vapeur naturelle qui, avant d'être inspirée dans les tuyaux de conduite, peut se charger, en passant sur divers appareils suspendus dans les bornes, de tel agent thérapeutique qu'auront prescrit les médecins (térébenthine, goudron, iode, etc.).

Dans cette même salle, un autre appareil, caisson en bois, reçoit aussi les vapeurs qui se dégagent des sources, et les malades peuvent prendre, suivant l'indication des médecins, des bains de vapeur naturelle localisés, avantage notable pour ceux qu'une constitution trop faible ou une susceptibilité maladive exagérée empêchent de recourir à des moyens d'action plus complets ou plus énergiques.

Salle pour les applications locales de boues. — Cette salle comprend deux grands lits en marbre, toujours chauffés par la vapeur d'eau minérale des sources, qui élève leur température à une chaleur très agréable ; divers appareils spéciaux pour les applications locales de boues, une douche mobile et locale à eau chaude et froide, sur laquelle viennent s'articuler divers embouts permettant de donner des douches en jet, en pluie, en lame, et deux appareils pour l'administration des douches à vapeur, complètent cette installation tout-à-fait spéciale aux Thermes de Dax.

Salles des bains en caisse à vapeur simple, aromatique, térébenthinée, etc. — Chacune des salles comprend la caisse proprement dite, dans laquelle le malade peut prendre des bains de vapeur naturelle ou chargée de principes médicinaux, tels que plantes aromatiques, térébenthine, etc., tout en respirant l'air frais, la tête restant, pendant toute la durée du bain, en dehors de la vapeur ; des appareils pour douches de vapeur simples, aromatiques ou térébenthinées.

Salles particulières de douches minérales. — Les salles de douches minérales sont situées à côté des salles des bains de caisse, des applications locales de boues, et des piscines à boues ; chacune d'elles renferme une douche en pluie et une douche en jet, montées à l'eau froide et à l'eau chaude, permettant également l'administration des douches écossaises. Deux salles à sudation et pour les massages, comprenant chacune quatre lits, sont affectées aux malades de chacun des deux sexes, et, ainsi que les déshabilloirs, sont séparées par de larges galeries

Bassin de natation. — Dans une vaste salle se trouve une piscine considérable, d'une longueur de huit mètres sur quatre mètres et demi de largeur et d'une profondeur d'un mètre quarante centimètres, alimentée à eau minérale courante. Des cordes simples attachées sur tout son pourtour, des cordes à nœuds avec anneaux, des trapèzes, suspendus à la voûte de la pièce, en permettent un accès facile, même aux enfants et aux malades les moins ingambes, rendent plus supportable un séjour prolongé dans le bain, et font qu'on peut exécuter des mouvements que certaines lésions peuvent exiger.

Le TRAITEMENT HYDROTHÉRAPIQUE à l'eau minérale chaude, refroidie et à l'eau froide simple, se fait dans :

A. Une magnifique salle hydrothérapique qui comprend : 1° une belle piscine ; 2° une douche en lame ;

3° une douche en cercle ; 4° trois douches en pluie, dont une à eau froide et chaude ; 5° une douche en cloche ; 6° une douche en jet moyen ; 7° une douche en jet fort ; 8° une douche à épingles ; 9° un appareil pour douches écossaises en pluie et en jet.

B. Divers cabinets contenant des appareils pour : 1° douches ascendantes ; 2° douches vaginales ; 3° douches périnéales ; 4° douches anales en jet ou à bouillon ; 5° douches lombaires et dorsales ; 6° bains de siége à épingles.

Tous ces divers appareils sont montés de telle façon que les douches peuvent être données froides, chaudes ou tempérées, suivant les besoins.

Deux autres parties de ce vaste établissement ont les destinations suivantes :

L'une, *la Succursale des Thermes*, renferme une installation balnéaire équivalente à celle que nous venons de décrire. Elle comprend deux salles de douches en pluie et en jet à l'eau chaude, tempérée et froide, des appareils pour douches écossaises, un plongeon à l'eau courante, huit baignoires en marbre et quatre piscines à boues. Cette nouvelle installation des Thermes est réservée aux personnes qui n'habitent pas les Thermes [1].

L'autre partie des Thermes est affectée au *service spécial des pauvres* ; elle contient : trois piscines à boues communes ; deux baignoires ; une piscine à eau minérale courante ; une salle de douches ; deux déshabilloirs.

(1) Cette installation balnéaire est située en face d'une série d'hôtels convenant parfaitement aux fortunes modestes.

En résumé, il y a dans les trois services :

17 baignoires en marbre ;
3 baignoires en ciment ;
2 vastes piscines ;
1 grand bassin de natation ;
16 piscines à boues particulières ;
3 piscines à boues communes ;
14 douches en jet ;
11 douches en pluie ;
2 bains d'étuves à vapeur minérale naturelle ou forcée ;
7 douches de vapeur ;

Des lits en marbre, des bains de caisse, des appareils à humages, etc.;

De plus, un cabinet pour l'application de l'électricité ;

Enfin, un château d'eau et deux machines à vapeur pour surélever l'eau des grandes douches, et deux jardins anglais pour l'agrément des malades, complètent ce superbe établissement.

Depuis qu'on a découvert à Dax des mines de sel gemme, les propriétaires mettent à la disposition des Thermes les eaux mères qui en proviennent, ce qui ajoute encore aux moyens de traitement une importance majeure. — Pour que rien ne manque à leur œuvre, MM. Delmas et Larauza son devenus acquéreurs de deux autres sources minérales aux environs de la ville, celles de Pouillon et de Gamarde, dont nous aurons à parler dans l'appendice de ce travail.

D'après ce que nous avons dit de la disposition des Thermes, il en résulte qu'ils sont ouverts toute l'année, ce qui les fait différer des établissements thermaux ordinaires. Les prix de la pension ne sont pas exagérés, mais ils sont néanmoins assez élevés pour qu'ils ne puissent être abordés que par les gens de la classe aisée et bien élevée. Aussi les relations y sont-elles charmantes.

Je laisse au docteur X..., qui a demeuré à plusieurs reprises aux Thermes, le soin de faire connaître la vie qu'on y mène :

« Toute la matinée, de six à dix heures, est consacrée au traitement balnéaire et hydrothérapique, à la cure de petit lait, etc. — A dix heures, le déjeuner en commun dans une vaste salle à manger, ou dans sa chambre, si le malade le désire. — De onze heures à trois heures, ce sont des promenades aux environs de la ville, sur les bords de l'Adour, à pied ou en voiture, en chemin de fer. Si le temps est mauvais, les promenades dans les galeries, le billard, le jeu, le travail, la conversation au salon. — A trois heures et demie, le traitement balnéo-thérapique reprend ; c'est le moment des bains de pieds, des douches révulsives, des pulvérisations, etc.

» On est tout étonné que l'heure du dîner arrive, tellement la journée, régulièrement remplie, s'est vite passée. Après le dîner, encore longues promenades dans les galeries, réunion au salon ; presque tous les soirs, il y a de la musique au piano, et souvent, pour les enfants et les jeunes gens, de petites sauteries. — A dix heures, tout le monde est couché.

» Cette vie, comme on le voit, n'a rien de désagréable. Au bout de quelques jours, lorsqu'un peu de mieux s'est fait sentir, l'on est complètement habitué et le gaieté revient avee l'espoir.

» Les distractions de ce grand établissement, la vie comme en famille agissent sur l'état moral et chassent l'ennui. Au milieu du concert de toutes les langues, la souffrance rapproche les malheureux ; une certaine intimité s'établit bien vite entre tous les malades. Il se manifeste une petite rivalité pour se guérir, que le médecin remarque avec beaucoup de plaisir, qu'il tâche de faire naître et d'exploiter au grand avantage de ses pauvres clients; il est dans la nature humaine de vouloir arriver et quand même le premier. Les personnes bien portantes qui accompagnent les malades n'ont que de la sympathie pour ceux qui souffrent comme les leurs. Aussi une douce concorde ne cesse de régner parmi les habitants. Les mois se passent sans que l'on s'en aperçoive, les forces se relèvent, la guérison vient.

» Dans cet établissement modèle, on trouve le médecin du corps et le médecin de l'intelligence. Le docteur Larauza considère les malades comme une famille à laquelle il consacre sa vie. Ses enfants ne sont pas soignés avec plus de tendresse et de dévoûment. Sa patience est inépuisable auprès des personnes souffrantes et souvent très irritables. Aussi reçoit-il de tous les témoignages de la plus vive reconnaissance. Il est parfaitement secondé par madame Larauza. »

Les Thermes étant situés près de l'Adour, des précautions sont prises contre ses débordements extraordinaires. Des vannes de protection sont placées de manière à empêcher l'accès des eaux. Comme les sources, dans ces circonstances, ne pourraient s'écouler, une pompe puissante a été placée dans le puisard qui les reçoit. Mise en action par la machine à vapeur des Thermes, elle peut élever l'eau à une hauteur supérieure aux plus grandes inondations connues et la déverser dans l'Adour par un tuyau de conduite.

---

§ V.

EMPLOI THÉRAPEUTIQUE

DES EAUX ET DES BOUES DE DAX DANS DIVERSES MALADIES

Après les détails préliminaires dans lesquels je viens d'entrer, il est bien temps de s'occuper de la mise en pratique des agents thérapeutiques que l'on trouve dans la ville de Dax.

La notoriété des eaux et des boues de cette localité employées à une haute thermalité, remonte à une date très ancienne, et même, ainsi qu'on l'a vu dans le premier paragraphe, elles attiraient les malades avant la domination romaine. Les gens pauvres plongeaient dans ces cloaques boueux leurs membres rhumatisés et y trouvaient souvent leur guérison. De là une croyance populaire que les bains de boues étaient meilleurs que ceux des eaux seules. Cette médication, faite d'une manière empirique, le plus souvent sans surveillance, sans direction médicale, ne pouvait produire que des effets excitants et révulsifs. Une sudation abondante était considérée comme un des plus heureux résultats. Dans les établissements primitifs, on avait établi des piscines, ainsi que des douches, si toutefois on pouvait donner ce nom à de légers filets d'eau, tombant, sur une partie très restreinte du corps, d'une hauteur de 2 ou 3 mètres, par un tuyau de plomb d'un petit diamètre, fermé par un bouchon de liége, que chaque malade enlevait et refermait à volonté. Ainsi administrées, les eaux et les boues pouvaient produire d'heureux effets sur des individus robustes ; mais à quels inconvénients, à quels dangers même ne s'exposaient pas la plupart de ceux qui se livraient aussi imprudemment à ces pratiques ?

Il n'y avait pas d'ouvrages qui indiquassent une méthode médicale dans l'emploi de ces agents. Dufau, déjà cité, ne donnait que peu de détails à ce sujet. Les livres généraux sur les eaux minérales ont fourni de bons conseils, mais les publications de MM. Delmas et Larauza ont surtout fait connaître toutes les conditions désirables. Ces honorables médecins, en effet, depuis la fondation des Thermes de Dax, ont donné, tous les mois dans leur journal [1], une foule de détails sur l'administration des nombreux moyens de traitement accumulés dans leur établissement ; ils ont même rapporté un très grand nombre d'observations sur les heureux résultats qu'ils ont obtenus.

Les ressources si complètes qu'on trouve dans leurs Thermes permettent d'employer tous les genres de médications en usage aujourd'hui dans la science : médications excitante, révulsive, tonique, reconstituante, sédative, substitutive, altérante, perturbatrice, sudorifique, dépurative, etc. Aussi, que de cures remarquables n'ont-ils pas obtenus !

(1) *Journal des Thermes*, de Dax. (Station d'hiver — Station d'été).

Les *effets immédiats* des bains thermo-minéraux et des boues sont dus, d'une part, au degré de calorique, et de l'autre, à l'action topique des boues. On remarque, à la sortie du bain, une rubéfaction sur les parties immergées, une surélévation de la température axillaire appréciable au thermomètre, une accélération du pouls et une sudation plus ou moins abondante, sans que jamais ces phénomènes, bien que très accusés, arrivent à perturber les conditions physiologiques de l'organisme. Dans les cas où il est indiqué de favoriser la sudation, les baigneurs, au sortir des piscines, doivent être enveloppés de couvertures et ramenés dans leurs lits pour y rester environ une heure.

Les *effets consécutifs* consistent dans des phénomènes plus marqués d'excitation générale. La soif et l'appétit augmentent. La peau devient le siége de sueurs de bonne nature. La fatigue ressentie les premiers jours est très vite remplacée par une sensation de bien-être et de force insolites. L'exercice musculaire et le jeu des articulations sont rendus plus faciles et même agréables. Il y a souvent, dès le début, une exaspération dans les douleurs, mais elle n'est que passagère. Lorsque les douleurs sont anciennes, on trouve généralement avantage à les ramener à un état demi-aigu pour que la résolution s'opère plus facilement. C'est ce qui arrive particulièrement pour certains rhumatismes, et surtout pour les ulcères atoniques.

L'atmosphère ambiante des piscines, formée par les gaz et la buée chaude qui s'échappent constamment de l'eau, établit une sorte d'équilibre entre la température du bain et celle de la salle ; c'est sans doute la raison de la tolérance vraiment remarquable que les malades éprouvent dans ces bains. On en voit, en effet, qui, bien que guidés avec prudence, peuvent supporter une température qui serait intolérable dans des bains d'eau simple.

Nous avons parcouru les quarante et quelques numéros du *Journal des Thermes*, et nous pouvons, dans un court aperçu, présenter une idée des maladies qui y ont été traitées :

Les observations se rapportent principalement aux formes si variées du rhumatisme. Le rhumatisme externe, simple, musculaire, fibreux, articulaire, à l'état aigu, subaigu ou chronique, le rhumatisme goutteux même, ont été justiciables des eaux et des boues de Dax. Cette médication était administrée, même dans des états presque aigus, à faible ou moyenne thermalité, suivie ou non de légères sudations, sous forme de bains peu prolongés, de douches à petite pression, fortement brisées ; en un mot, la médication était sudorifique et sédative. Dans la forme chronique, les eaux ont été employées en bains généraux ou locaux, en douches chaudes, tempérées, froides ou écossaises, locales ou générales, avec ou sans massage, en bains d'étuves à vapeur naturelle ou forcée, avec ou sans sudation.

La sudation qui, au premier abord, paraît toujours nécessaire dans le traitement du rhumatisme, est devenue cependant un moyen restreint dans l'application. Souvent, en effet, il fallait exciter le rhumatisant, plutôt que de le soumettre à une diaphorèse inutile, qui, troublant l'ensemble de l'organisme, n'avait pour résultat que d'entraver le jeu normal des fonctions et exagérer les fâcheux effets de l'asthénie ou de la chloro-anémie préexistantes.

Le *rhumatisme nerveux*, l'une des formes les plus opiniâtres, a réclamé l'emploi des eaux sous la forme la plus simple : bains à température moyenne et de faible durée.

Au rhumatisme *constitutionnel*, diathésique, héréditaire, correspondaient des traitements variés s'adressant aux vices scrofuleux, goutteux, herpétique. Dans ces cas, la direction médicale, sous peine d'accidents, était indispensable, car si une stimulation générale est souvent nécessaire, il ne fallait pas aller au point de déterminer de l'irritation, ni oublier que les maladies de cet ordre conduisent à l'anémie et à la prostration des forces. — L'*hydarthrose* rhumatismale a toujours été traitée avec succès par les bains et douches à haute thermalité.

On a encore obtenu des résultats très avantageux pour le *rétablissement* progressif des *mouvements articulaires*, dont la gêne reconnaissait pour cause des lésions de tissus, épaississement, engorgement, la présence de concrétions sous-cutanées, péri-articulaires, des contractures, des atrophies musculaires, et pour les désordres du mouvement tenant à des déformations des jointures. Peu à peu, sous l'influence de la stimulation énergique imprimée aux fonctions de la peau, la résorption des produits étrangers se faisait régulièrement, les muscles reprenaient leur vitalité et le jeu des organes ou des articulations compromis se rétablissait.

Les *paralysies rhumatismales*, la paraplégie surtout, ont été avantageusement modifiées par les eaux et les boues de Dax.

De grands succès ont été obtenus dans les *névralgies*, les névroses et les névropathies, en particulier dans celles qui reconnaissaient une cause rhumatismale. Les névralgies ont exigé un traitement approprié à leur nature, car, si à la névralgie rhumatismale peuvent être appliquées les eaux et les boues, sous forme de bains et de douches à haute thermalité, les névralgies, retentissement d'un névrosisme exagéré primitif, ou résultat d'une anémie ou d'un empoisonnement spécifique, se seraient fort peu accommodées de cette médication. Dans ces derniers cas, on avait recours, suivant l'espèce, soit à l'usage des bains et douches à température et à pression modérées pour amener la sudation, soit à la méthode tonique reconstituante, soit enfin aux médicaments spécifiques. — Certaines *névroses*, notamment *l'hystérie* et *la chorée*, dans leurs formes simples, ou même dans leurs formes anormales, ont été avantageusement modifiées. Il en a été de même de la *névropathie* simple ou s'accompagnant d'*hypocondrie*, avec ou sans trouble de la sensibilité générale ou locale et de la myotilité. Dans ces cas, les bains minéraux, les piscines tempérées ou froides, les douches à eau minérale également tempérées ou froides ont eu de bons résultats.

Des améliorations notables ont été constatées dans le traitement des *désordres du mouvement*, se rattachant à des luxations, à des fractures, à des entorses, dans certaines *dermatoses* avec atonie considérable de la peau ; ces traitements devaient surtout consister dans la médication substitutive. — La *chlorose* et l'*anémie* ont réclamé souvent une médication sédative et tonique que leur fournissaient les eaux légèrement minéralisées de Dax.

Les *maladies de l'appareil utérin* et les *hémorroïdes* se sont bien trouvées de l'emploi des eaux de Dax, que des mécanismes spéciaux aux *Thermes* permettent d'appliquer chaudes, tempérées ou froides, suivant les cas divers qui en réclamaient l'emploi.

Certaines *affections du système nerveux ou locomoteur* ont reçu avec avantage, en même temps que le traitement balnéaire, le secours de l'électricité à courant continu et induit. — Diverses *lésions de l'arrière-gorge, du larynx, des bronches*, etc., ont été guéries par les inspirations de l'eau à l'état émollient ou chargée d'émanations balsamiques, térébenthinées, goudronnées, iodées ou autres.

Nous n'en finirions pas si nous voulions relater tous les cas plus ou moins importants qui sont contenus dans les numéros du *Journal des Thermes* et dans lesquels les succès ont été plus ou moins remarquables. Bornons-nous à indiquer encore certaines maladies des organes urinaires, des engorgements du foie et de la rate, des ataxies locomotrices, des atrophies, des catarrhes invétérés avec cessation des fonctions de la peau, etc., etc.

Ces traitements étaient plus ou moins aidés par diverses boissons, celles surtout de l'eau minérale de Dax, dont on a constaté les excellents effets dans les dyspepsies, les gastralgies, les entérites chroniques et les engorgements des divers viscères. — L'eau de *Pouillon* a été employée comme reconstituante, mais avec précaution à cause de son action purgative. Dans les cas rares où l'arthritisme et l'éréthisme se joignaient à la scrofule, les eaux de *Gamarde* et les eaux-mères des Salines ont été d'une grande utilité.

Nota. — C'est à dessein que nous avons omis de parler de la *phthisie pulmonaire* ; il va en être spécialement question dans les deux paragraphes suivants.

---

§ VI.

TRAITEMENT SPÉCIAL

DE LA PHTHISIE PULMONAIRE AUX THERMES DE DAX.

Des essais déjà anciens avaient été faits pour guérir la phthisie pulmonaire au moyen de vapeurs chaudes. Un pharmacien de Paris, M. Richard Desruès, attirait chez lui des malades qu'il soumettait à des inhalations de cette nature. Des tentatives, trop peu nombreuses, étaient dues aussi à divers médecins, principalement aux docteurs Martin-Solon et Schutzenberger, et le professeur Trousseau lui-même avait conseillé, dans le traitement de la phthisie pulmonaire, de vivre dans un air chargé d'humidité chaude. On sait que des traitements analogues se font au Mont-Dore. Un établissement de ce genre existe aussi à Stockolm. Ces observations n'avaient point échappé à MM. les docteurs Delmas et Larauza, qui, maintenant toutes les pièces de leur établissement à une température de 16 à 18 degrés, avaient remarqué que les malades atteints d'affections bronchiques y respiraient très à leur aise. Avant le docteur X..., un certain nombre de phthisiques étaient déjà venus pour y chercher leur guérison.

Le docteur X... intéresserait déjà beaucoup par lui-même, par son esprit et ses talents, mais le livre qu'il a publié et qui a été tellement recherché qu'on s'occupe d'une nouvelle édition, étant de nature à fixer l'attention des médecins sur les Thermes et le climat de Dax, je crois devoir raconter son histoire et les idées importantes qu'il émet.

Le docteur X... arriva à Pau au mois d'octobre 1873. Il était fort malade ; son esprit surtout était inquiet. Nerveux et agacé, il avait le soir le pouls légèrement fébrile. Il était évident pour lui qu'il était arrivé au moment où le ramollissement des tubercules pulmonaires allait commencer. Au bout de quelques jours, une détente extraordinaire se fit chez lui. L'effet sédatif du climat fut magique. La saison était fort belle; tout le premier mois eut une température délicieuse. L'atmosphère était d'un calme merveilleux. Le pouls du malade diminuait de fréquence, ainsi que les mouvements respiratoires. Très remuant de sa nature, très actif, très entier, de jour en jour il devenait plus tranquille et plus calme. Les fonctions de sa peau perdaient de leur activité : avant d'arriver à Pau, il suait très facilement ; le moindre effort, la moindre course le mettait en nage ; après quelques semaines de séjour, il s'aperçut qu'il faisait les plus grandes promenades, même au soleil, sans que à peine une légère moiteur couvrît son corps. Comme il était arthritique, c'était pour lui une mauvaise condition ; la compensation se faisait par la diurèse. Les fonctions digestives, quoique bonnes, s'accomplissaient avec lenteur.

Tout alla supérieurement pendant les deux premiers mois ; l'état général était devenu excellent. Dans l'état local il y avait un arrêt bien marqué. Le moral s'était remonté. M. X... faisait d'assez longues promenades à pied. Un embonpoint, qu'il n'avait jamais connu, était même survenu ; toutefois, la peau restait peu colorée et blafarde.

Mais, pendant ce temps, la longueur des jours avait diminué. Les nuits devinrent froides ; tous les matins, le thermomètre était à 0° et quelquefois au-dessous ; à l'ombre, dans la journée, il variait de + 7° à + 10°. Ordinairement, à partir de onze heures, le soleil chassait la brume du matin, et, s'il ne se formait pas de nuages, devenait tellement ardent qu'à l'exposition solaire le thermomètre montait jusqu'à + 41°, tandis qu'à l'ombre il restait toujours entre + 7° et + 10°. Ce chiffre de + 41°, M. le docteur X... l'a constaté pendant cinq à six jours, à la fin du mois de décembre, sur son balcon, rue du Lycée, à midi et demi. Il y avait donc un écart de température de plus de 30 degrés, selon qu'il se trouvait au soleil ou à l'ombre.

Pendant ces belles journées, la promenade favorite est généralement le Parc et le boulevard du Midi. Si l'on se promène d'un bout à l'autre du boulevard, par exemple, un des côtés du corps est exposé pendant quelques minutes au soleil. Quoique protégé par une ombrelle, ce côté s'échauffe considérablement ; mais, au retour, il se trouve à l'ombre, c'est-à-dire au froid, avec une saute subite de température de vingt à trente degrés au moins. Se repose-t-on sur un banc en regardant le magnifique panorama qui se déroule devant les yeux, toute la poitrine, tout le devant du corps sont tenus très chaudement, tandis que toute la partie postérieure reste à un froid relativement intense.

Le *devant brûle*, le *dos gêle*, est une phrase que les promeneurs répétaient à chaque instant entre eux. Lorsqu'on rentrait, il fallait toujours passer par des rues que le soleil n'échauffe pas. Pour éviter l'impression du froid, il était indispensable de s'envelopper d'un manteau ou d'un gros paletot, si chaudement vêtu que l'on fût d'ailleurs.

Ce soleil splendide, cette insolation merveilleuse, dit le docteur X..., si bienfaisants pour le plus grand nombre des malades, étaient très dangereux pour les arthritiques comme lui. Les journées où le ciel est couvert étaient bien préférables.

Le 12 décembre, le temps étant très beau, il fit une promenade à pied d'environ quatre kilomètres. Ce jour-là, à midi, le thermomètre marquait + 36° au soleil et + 8° à l'ombre. Malgré son ombrelle, en allant, le côté droit du corps exposé au soleil fut fortement échauffé. En revenant, ce côté se trouva à l'ombre, avec un écart de température de 28 degrés. Un pardessus très chaud ne fit que le fatiguer. Dans la crainte du refroidissement, il eut beau agiter le bras, le frictionner fréquemment, la réaction ne put jamais se faire.

Dans la nuit même, des douleurs se déclarèrent dans le deltoïde et aux insertions brachiales du grand pectoral ; douleurs très vives, qui le tinrent au lit, et qu'il se borna à combattre par des cataplasmes et des liniments calmants. Ces douleurs durèrent trois jours ; elles disparurent presque subitement et furent remplacées par de l'asthme. L'oppression fut continue, assez considérable, et fit place, au bout de quatre jours, à du pityriasis de tout le cuir chevelu. Le jour de Noël, plus de pityriasis, mais des maux de tête épouvantables. Cette céphalalgie était tellement violente, qu'elle est restée chez le malade à l'état de souvenir horrible. Continue, à forme gravative plutôt qu'aiguë, elle occupait toute la région frontale et produisait l'anéantissement.

Depuis le début de ces accès, les symptômes du poumon malade avaient semblé s'amender considérablement, lorsque, dans la nuit du 31 décembre au 1er janvier 1874, il fut pris d'hémoptysie vers onze heures du soir. Il s'était couché à neuf heures, heureux de l'idée qu'il allait passer une bonne nuit. Tout à coup, il fut réveillé par la sensation d'un liquide tiède dans la bouche. Il y avait quatre mois que pareil accident ne lui était arrivé : c'était la onzième hémoptysie qui se déclarait chez lui depuis le début de sa maladie. Il prit soixante centigrammes de sulfate de quinine et une potion à l'eau de Rabel. La quantité de sang perdue ne fut que de quarante à cinquante grammes. Le mal de tête avait complètement disparu. La journée du premier janvier fut bonne ; mais l'accès n'était pas fini. M. X... fut de nouveau réveillé par des crachements de sang, comme la veille ; cela fut peu de chose. Malgré le sulfate de quinine qu'il continua à faible dose, l'hémoptysie revint encore deux fois à la même heure. Le cinquième jour, une potion kermétisée amena des nausées et des vomissements ; les accès hémoptoïques disparurent aussitôt.

L'hémoptysie vaincue, les maux de tête revinrent, plus impitoyables qu'auparavant. Le brômure de potassium n'y fit rien ; seul, le sulfate de quinine amenait quelques heures de sommeil. L'appétit se perdait. Le malade ressentait par moments un découragement effrayant, mais un matin il se réveille la tête libre. En même temps apparaissait une douleur, une rougeur, un empâtement à la jonction des os propres du nez avec les cartilages. On ne pourrait citer un exemple plus frappant de la marche de l'arthritisme et de ses transformations.

Ce fut alors que M. Meunier, médecin très-distingué de Pau, qui avait été camarade d'internat du docteur X..., et qui lui prodiguait les soins les plus affectionnés, pensa que le climat ne lui était plus favorable et qu'il lui proposa d'aller passer quelque temps aux *Thermes de Dax*. Il connaissait cet établissement et partageait les idées médicales du docteur Larauza.

Le docteur X... arriva à Dax le 29 janvier, à trois heures du soir. Quand il monta les marches du perron des Thermes, il était à demi-voûté ; il avait les yeux ternes, le teint blafard, les oreilles blanches. Beaucoup de pensionnaires étaient réunis dans le salon faisant vestibule. Tous se dirent, comme il l'a su plus tard : *Voilà quelqu'un qui nous arrive bien malade.* Il était irrité et avait peu de confiance dans le déplacement qu'il faisait. Il avait plu, la route l'avait fatigué; il fut repris d'une violente céphalalgie. Il ne connaissait personne ; deux alcoves séparées ne lui laissaient pas apercevoir sa femme ; ils se prirent à pleurer. Mais, dans la nuit, il respirait avec délices l'air humide, les buées bienfaisantes qui s'élèvent des salles balnéaires, pour se distribuer dans les galeries et dans toutes les chambres. Il avait l'expérience personnelle du malaise que l'on éprouve à respirer un air sec et très oxygéné, et, au contraire, du bien-être que l'on ressent de se trouver dans un milieu humide et plus azoté. Il se rappelait le bonheur que de nombreux malades éprouvaient à respirer l'air de Pau, lorsqu'ils arrivaient des stations méditerranéennes; un effet plus puissant encore se produisait chez lui. Dès cette première nuit, il put un peu dormir et il y avait un mois qu'il passait les nuits les plus déplorables. Les douleurs arthritiques crâniennes qu'il avait supportées avaient été telles qu'il n'avait plus la tête à lui. Au bout de quelques jours, il était redevenu lui-même ; l'envie de vivre, l'espoir de guérir prirent le dessus.

Il se contenta de rester tranquillement au milieu des vapeurs qui lui faisaient tant de bien, et d'explorer, chaque jour, à pied ou en voiture, pendant quelques heures, les environs de Dax et leurs belles forêts de pins. Une sédation complète se produisit chez lui. Les mille petits accidents de la tuberculose et de l'arthritisme s'amoindrirent et même disparurent. Sous l'influence de cette température continuelle, la petite toux coqueluchoïde qu'il n'avait pas encore traitée par les injections de morphine, cette toux si fatigante dans le premier sommeil, s'éloigna et ne revint que bien rarement.

Tous les dix jours, il allait à Pau pour se faire examiner par son ami le docteur Meunier, qui, devant le mieux évident qu'il constata, lui conseilla de rester aux Thermes de Dax. Chaque fois qu'il passait une nuit à Pau, il était pris d'un peu d'asthme, et il y éprouvait dans les muscles une sensation spéciale aux arthritiques.

Enfin, le 15 avril, il quitta Dax ; sa santé était bien améliorée, à l'état local comme à l'état général. Il revint directement, tout d'une traite, sans fatigue, s'installer dans la belle campagne des bords de la Loire.

Sur les conseils de son ami Meunier et de ses anciens maîtres de Paris, le docteur X... fut au Mont-Dore dans la dernière quinzaine de juin. Il supporta facilement le traitement. L'état général se consolida, mais les symptômes locaux restèrent les mêmes. Revenu aux Thermes de Dax au mois d'octobre, il y vécut avec peu de prudence. Le temps était beau, il se laissa entraîner à faire plusieurs voyages en Espagne. Des impressions de chaud et de froid, de trop longues conversations amenèrent au mois de novembre une congestion pulmonaire. L'année précédente, une congestion vingt fois moins forte eût causé d'abondantes hémoptysies. Cette fois, c'est à peine s'il eut quelques crachats sanglants. Tous les phénomènes congestifs disparurent comme par enchantement avec quelques ventouses et une dose vomitive d'ipéca. Le mal s'était donc modifié pour que le poumon eût la force de résister à la tension du sang ; le tissu pulmonaire avait repris ses qualités puisqu'il ne laissait plus filtrer le sang comme autrefois. L'éréthisme et l'arthritisme étant moins à craindre, il crut devoir alors chercher un climat toujours chaud et humide, toujours tempérant, mais avec des qualités toniques, car il sentait que son appétit n'était plus aussi bon, que ses fonctions digestives se faisaient moins bien et que la mollesse l'accablait.

Il se décida à se rendre à Alger, déterminé, d'ailleurs, par quelques circonstances particulières. Il y passa trois mois et s'en trouva bien. Au retour, il vécut à la campagne près de la ville, où il se rendait chaque matin pour faire son service à l'hôpital et quelques visites de malades. Lorsque j'eus l'avantage de le voir au mois de janvier dernier, il n'était revenu pour la troisième fois aux Thermes de Dax que par reconnaissance, à l'occasion de quelques affaires dans le Midi ; sa santé paraissait complètement rétablie.

Le docteur X... déclare que, s'il vit encore, c'est au climat de Dax, à la savante organisation de ses Thermes, aux bons soins dont il fut entouré, qu'il le doit.

Depuis la publication de ce médecin, un plus grand nombre de phthisiques sont venus se faire traiter aux Thermes de Dax, et jouir en même temps du climat de cette ville.

---

§ VII

OPINION DU DOCTEUR X...

SUR LE TRAITEMENT DE LA PHTHISIE PULMONAIRE.

J'espère qu'on n'aura pas trouvé trop longue l'observation propre au docteur X... Au commencement du paragraphe précédent, j'ai annoncé que j'exposerais les opinions de cet intéressant médecin sur la maladie dont il était atteint. Chargé de l'hôpital d'une assez grande ville, en possession d'une clientèle considérable, d'un âge à inspirer confiance, ancien interne des hôpitaux de Paris où le concours le fit admettre en première ligne, ses idées médicales m'ont paru devoir mériter une grande attention. Je les analyserai aussi brièvement que possible.

Le rôle de la congestion et de l'inflammation pulmonaires dans la production et la marche de la tuberculose a été étudié, depuis plusieurs années, par les médecins les plus éminents. Tous sont d'accord pour déclarer que la congestion est le prodrôme, chez le phthisique, de l'inflammation pulmonaire, de la pneumonie dite caséeuse ; que la phthisie ne peut guérir qu'à la condition que les accidents congestifs du poumon disparaissent et qu'ils ne puissent plus se représenter. Les tubercules ne pouvant se dissiper, se transformer ou rester à l'état d'innocuité que si les tissus environnants sont constamment décongestionnés, il en résulte que la grande thérapeutique de la phthisie est non-seulement de combattre la congestion, mais de la prévenir.

La respiration de cet air chaud, humide, chargé de vapeurs, n'aura-t-il pas de résultat sur la congestion et l'inflammation du tissu pulmonaire malade ? C'est comme les cataplasmes émollients à l'extérieur dont les heureux effets ne peuvent être contestés. Quelles sont les causes principales de la congestion pulmonaire ? La suractivité des fonctions de l'organe, la course, le chant, les efforts quelconques qui augmentent le nombre et l'amplitude des respirations (les mouvements du poumon étant plus considérables, le sang y est appelé en plus grande quantité), un air trop sec, trop oxygéné, des vapeurs excitantes ou chargées de principes toxiques, des matières irritantes qui pénètrent avec l'air dans les poumons, toutes les poussières, le passage d'un air chaud dans un air froid et réciproquement, le refroidissement des extrémités, le trouble ou la suppression des sécrétions ordinaires, celles de la peau surtout, les causes morales, les passions, la colère, la tristesse, etc. Eh bien ! toutes ces causes peuvent être évitées dans la vie des *Thermes*. On n'a pas à craindre que des matières irritantes pénètrent dans les poumons, ni les transitions d'un air chaud ou froid, pas plus que la suppression d'aucune sécrétion. Les pédiluves que l'on a toujours à sa disposition réchaufferaient au besoin les extrémités inférieures. A Dax comme à Pau, tous les jours ne sont pas beaux ; alors, l'exercice, indispensable surtout aux dyspeptiques, peut être pris sans fatigue dans les grandes galeries de l'établissement.

Les sources laissent échapper une telle quantité d'azote que, non-seulement l'ozone a disparu, mais que, de plus, la constitution de l'air en est changée ; à l'analyse, il ne contient que 19 p. 100 d'oxygène, pour 81 p. 100 d'azote, au lieu de 21 p 100 d'oxygène et 79 p. 100 d'azote. On comprendra facilement combien l'air désoxygéné des Thermes doit perdre de sa puissance d'excitation. C'est là la théorie de la *diète respiratoire* du docteur Sales-Girons. Ce n'est plus, indirectement, par le système nerveux, que l'air a de l'influence sédative, mais bien directement par son contact avec les parties lésées des poumons.

Chez les arthritiques, la *sudation* doit entrer pour beaucoup dans le traitement de la tuberculose. Entre les mains du docteur Larauza, ajoute le docteur X..., elle devient une méthode thérapeutique très importante.

Le docteur X... attache une grande importance à la *cure de petit lait*. Un motif qui devrait attirer le phthisique à Dax, c'est la possibilité de faire, dès le mois de décembre, une cure de cette espèce. Outre les troupeaux de brebis qui vivent constamment dans les landes, à l'automne d'autres bandes immenses descendent des pâturages de la montagne et viennent passer l'hiver à l'abri des pins. Les brebis commencent à mettre bas au mois de décembre ; dès lors, on peut se procurer le lait nécessaire aux cures de petit lait, si nombreuses qu'elles soient. Le petit lait de brebis est celui qui est le plus estimé pour le traitement de la phthisie pulmonaire. Cette médication est surtout applicable à la forme éréthique, à laquelle le climat de Dax convient; les résultats sont surtout merveilleux si la phthisie est sous la dépendance de l'arthritisme. Le docteur X..., qui s'y est soumis, a remarqué que, pendant sa durée, ses fonctions digestives se firent avec une régularité et un ensemble inconnus depuis longtemps. Il lui semblait qu'il était plus léger, bien qu'il eût engraissé d'une dizaine de livres. Cependant, il éprouva, au moins chaque semaine, quelques crachats rouillés, sans accident général, qu'il attribua à la disparition de petites pneumonies interstitielles. Il recommande, en même temps, la *chair du tout jeune agneau*, mets qu'il regarde comme exquis, et qui convient admirablement, en raison de sa structure relativement fibrineuse, à la nourriture que l'on doit suivre pendant la cure.

Une des grandes causes de la congestion pulmonaire étant la perversion ou la suppression des fonctions de la peau, c'est dans le séjour aux Thermes de Dax surtout qu'on trouvera les moyens d'y remédier.

Jusqu'à présent, l'*hydrothérapie* n'a pas osé toucher à la phthisie. A peine a-t-on conseillé quelques pratiques bien innocentes, tout à fait au début, ou comme moyen hygiénique préventif. Le docteur X... considère l'hydrothérapie comme une méthode décongestionnante et reconstituante. Selon lui, cette médication tonique, employée sagement, ne saurait être dangereuse. Il est convaincu que, dans la forme torpide et scrofuleuse, elle est formellement indiquée. Dans la forme éréthique, elle se bornera à régulariser les fonctions de la peau, à rétablir la sueur si elle a disparu, à la diminuer si, trop abondante, elle fatigue le malade. La peau respire : si elle ne travaille pas, le poumon travaille pour elle, et tout travail amène de la congestion. Les Thermes de Dax ont ce grand avantage : c'est que les chambres que l'on habite sont situées immédiatement au-dessus de l'installation balnéaire. C'est en robe de chambre que l'on peut aller faire son traitement, sans la moindre crainte de refroidissement.

Les *bains de boue*, agissant sur la vaste surface de la peau, ne sont-ils pas aussi une méthode décongestionnante ? Jusqu'à présent, ils n'ont pas été employés dans le traitement de la phthisie pulmonaire. Il le seront, car, en raisonnant par comparaison, ne voit-on pas chaque jour, à Dax, les engorgements articulaires, dépendant d'une diathèse rhumatismale, s'améliorer et guérir par l'usage des boues ? Pourquoi n'en serait il pas de même de l'engorgement arthritique des poumons ?

Les eaux de Dax, sulfatées mixtes, sulfatées calciques, entraînent par leurs vapeurs une grande quantité de *matières calcaires et crétacées* ; ces matières se déposent sur les murailles, le marbre et les vitrages ; elles laissent une poussière qui ternit les surfaces et est sensible au toucher. Pour ceux qui voient la guérison de la phthisie dans la transformation des matières caséeuse et tuberculeuse en dépôts crétacés, l'inspiration d'un air chargé de principes calcaires ne doit-elle pas être prise en sérieuse considération. — N'oublions pas la vogue grandissante des salles de pulvérisation dans les établissements thermaux. La pénétration de l'eau pulvérisée jusque dans les extrémités bronchiques est prouvée par l'impression de froid qu'on ressent dans toute la poitrine lorsque l'on commence une séance.

L'air de la campagne de Dax est rempli d'*émanations résineuses* balsamiques ; elles sont vantées contre la phthisie, et l'expérience atteste que le séjour au milieu des bois de pins, surtout quand ils sont en pleine exploitation résineuse, a toujours été favorable ; la respiration de ces vapeurs térébenthineuses est, en outre, agréable. Le docteur X... conseille à M. Larauza de tapisser, pendant l'hiver, les chambres habitées par les phthisiques avec des rameaux de pins, que l'on renouvellerait fréquemment. Avec les émanations résineuses, l'air de Dax contient aussi des *particules salines* que les vents d'ouest, qui sont fréquents, amènent de la mer. Ce mélange d'émanations peut contrebalancer les effets quelquefois trop tempérants du climat de Dax. On se souvient que le célèbre Laënnec, convaincu de l'utilité des émanations marines, faisait venir de Bretagne des varechs que l'on plaçait sur les tables de nuit des phthisiques traités dans les salles de sa clinique.

Je ne m'arrêterai pas sur d'autres questions, celles de la dyspepsie flatulente comme cause de congestion pulmonaire, de la suppression de l'eczéma et des hémorroïdes comme pouvant déterminer la phthisie, etc. Je terminerai ce paragraphe en examinant avec l'auteur combien d'hivers il est nécessaire de passer à Dax.

Dès que le décongestionnement a été obtenu par le séjour hivernal et par le traitement, dès que cette décongestion paraît se maintenir et devoir être durable, le docteur X... estime qu'il est prudent de ne plus se soumettre à la méthode tempérante, qui, à la fin, pourrait devenir défectueuse et nuisible. Tout en combattant les accidents locaux, il faut veiller à la reconstitution générale de l'organisme. C'est alors qu'un climat plus tonique que celui de Dax devra être indiqué. Dans ces conditions, il croit que c'est Alger qu'il faudrait conseiller de préférence. Le malade ne doit pas s'illusionner et croire toujours à une guérison rapide. Avant de venir à Alger, il faudra peut-être passer deux ou trois hivers à Dax, faire deux ou trois saisons au Mont-Dore. Le temps n'est rien lorsque l'on peut vaincre. Il ne faut pas oublier que si l'on guérit quelquefois de la phthisie, le plus souvent l'on reste valétudinaire pour le reste de son existence. Peut-être qu'après avoir habité Alger un ou deux hivers et avoir fait plusieurs saisons au Mont-Dore, un climat plus excitant, des eaux plus actives seront nécessaires. Cela est possible, même probable dans certains cas. « Pour moi, dit le docteur X... en terminant, je crois à la guérison de la phthisie, même chez les arthritiques. Pau, Dax, Alger, le Mont-Dore, sont les grandes étapes à parcourir. »

---

§ VIII.

CLIMAT DE DAX

J'ai déjà indiqué, dans le paragraphe premier, la position de Dax, sa rivière, ses routes et ses chemins de fer, les contrées qui l'entourent ; il s'agit maintenant de son climat proprement dit. Depuis Saint-Sever, toute la rive droite de l'Adour est couverte de pins maritimes, qui renferment Dax et ses environs comme dans un vaste croissant. Cette ville est donc abritée contre les vents du nord, du nord-est surtout, où ces immenses forêts se trouvent sur un sol très élevé. Un rideau de forêts s'étend aussi à l'ouest entre elle et la mer ; mais celle-ci n'étant éloignée que d'environ 24 kilomètres, cette protection est peu efficace pour la garantir des vents d'ouest, qui heureusement ne sont pas froids. Les vents du sud ont passé sur la chaîne des Pyrénées, s'y sont rafraîchis au contact des neiges et n'apportent plus aux malades qu'une douce chaleur au lieu de la vapeur brûlante du sirocco. Les vents d'est, qui accompagnent toujours le beau temps, sont frais et très modérés. Comme à Pau, il y a beaucoup de journées où le vent ne se fait pas sentir ; dans toute cette région, il existe parfois un calme extraordinaire de l'atmosphère. Il est vrai de dire que lorsque les vents d'ouest, qui sont les vents dominants, s'élèvent, ils sont très-violents ; on se ressent là du voisinage du golfe de Gascogne. Ainsi, la ville de Dax, par son éloignement des montagnes, par les immenses forêts de pins qui l'environnent, se trouve dans une température toute spéciale, toute privilégiée. Son atmosphère en acquiert des qualités remarquables.

La température hivernale de Dax, quoique cette ville soit située plus au nord que Pau, est de deux degrés et demi plus élevée. En effet, la moyenne est de + 8° à + 9°; c'est à peu près la température d'Hyères. Quant à la journée médicale, c'est-à-dire de onze heures à trois heures, sa température est rarement au-dessous de + 12°. Cette différence thermométrique, cette élévation de température, tiennent à deux raisons : d'abord à l'éloignement des Pyrénées, couvertes de neige pendant tout l'hiver, puis à l'échauffement du sol et de l'atmosphère par la nappe ou les infiltrations considérables d'eau chaude qui s'y font jour de toutes parts.

L'humidité est notable, à Dax ; la moyenne hydrométrique est de 80 à 90 degrés. C'est cette humidité qui distingue surtout le climat de cette localité et contribue à lui donner ses propriétés sédatives. Cette humidité tient aussi à deux causes : à l'état général de l'atmosphère, qui, normalement, est chargée de vapeurs, et à la présence, au milieu de la ville, de la fontaine chaude qui a été décrite au commencement de ce travail. C'est la masse de ses vapeurs condensées qui, en se mêlant à l'atmosphère, augmente son humidité.

Les brouillards y sont assez fréquents, en raison de la proximité de l'Adour. Cependant, ils n'ont lieu que le matin ; il est bien rare qu'à dix heures ils ne soient pas complètement dissipés. Comme les malades se lèvent tard et ne sortent jamais avant cette heure, ils ne gênent pas le traitement et passent inaperçus.

La neige et la glace sont presque inconnues à Dax.

A cause du peu d'éloignement de la mer et des émanations résineuses des forêts de pins, dont nous avons signalé les avantages, la moyenne osonométrique est très élevée. Il est peut-être bon que l'air ait, enfin, quelques propriétés excitantes, car la sédation pourrait être portée trop loin et aller jusqu'à la dépression.

Les atmosphères maritimes, recommandées par les médecins anglais, ont aujourd'hui beaucoup de détracteurs. On dit que le sel porté dans l'air peut provoquer la toux au début de la phthisie, qu'il peut aggraver les symptômes et devenir l'instrument actif de la catastrophe. M. Carrière a répondu à ces craintes dans son écrit intitulé : *Les îles Baléares et leur climatologie.* Quant au climat de Dax, loin de ressembler à l'habitation des bords de la mer, il ne trouve dans une légère action de l'air marin qu'un adjuvant favorable.

On a vu, dans l'observation personnelle du docteur X..., la différence thermométrique entre le soleil et l'ombre qui est si nuisible à Pau. Cette différence n'existe pas à Dax. Le soleil, moins éclatant, est tempéré par des vapeurs. Le thermomètre, au soleil, ne monte jamais à des degrés extrêmes comme à Pau. Cette égalité dans la température est une des grandes qualités du climat de Dax. C'est là le grand point à considérer. Aux environs de Dax, malgré l'humidité, il y a peu de rhumatisants ; les émanations térébenthinées doivent être pour beaucoup dans cette résistance de la constitution. Il ne faut pas demander à la région du sud-ouest, dit le docteur X..., le magnifique soleil, les belles journées du rivage de la Méditerranée. De Gênes à Hyères, la pluie comme les brouillards sont rares, le ciel est sans nuages presque tous les jours. Il n'y a pas d'humidité dans l'air, qui devient sec et excitant. La moyenne de la température y est plus élevée ; la végétation est celle des pays africains. Pour des personnes débiles, mais non malades, il n'y a pas à hésiter dans le choix à faire ; la Provence, la rivière de Gênes sont préférables, l'hiver, à Arcachon, Biarritz, Dax et Pau. Mais pour des malades, la question ne se résout plus de même : le climat méditerranéen est excitant, le climat du sud-ouest est sédatif et tempérant. Les maladies se partagent en deux classes : l'une revêt la forme torpide, l'autre la forme éréthique. A Cannes, à Menton, la première ; à Dax, à Pau, la seconde. Toute une classe de malades ne peut guérir que dans la région du sud-ouest ; c'est là que, sans hésiter, ils doivent être dirigés.

L'humidité dont l'air est chargé à Dax fait qu'il y a très peu de corps étrangers en suspension dans l'atmosphère ; à cause de cet air humide et des pluies fréquentes, il n'y a presque jamais de poussière ; c'est le contraire pour Alger et tout le littoral de la Méditerranée. La muqueuse bronchique ne peut qu'être excitée ou irritée par le contact des corps étrangers transportés avec l'air extérieur.

Quant aux promenades, elles se font à Dax dans de bonnes conditions, car le pays est généralement plat. L'on ne trouve pas de ces montées fatigantes pour les poumons, qui sont si fréquentes dans beaucoup de stations thermales, à moins de limiter les courses à un très petit rayon.

M. le docteur Emile Raillard qui pratique avec distinction, depuis longtemps, la médecine à Dax, m'a prié d'insérer dans mon travail l'observation suivante, qu'il considère comme très probante en faveur du climat de cette ville :

« Emile Daussin, âgé de sept ans, est amené par sa mère à Dax pour une phthisie pulmonaire. A son arrivée, le 28 février 1876, on observe les symptômes suivants :

» Hémoptysie très prononcée ; expectoration abondante de crachats caractéristiques (nummulaires) ; sueurs nocturnes abondantes ; fièvre hectique ; amaigrissement considérable ; pâleur générale ; inappétence ; toux fréquente ; douleurs sous-claviculaires.

» Le docteur Frémy, qui avait conseillé le séjour du Midi pour cet enfant, avait laissé peu d'espoir. Lorsque M. Raillard le vit pour la première fois, il ne put lui-même se défendre de l'impression la plus pénible. Cependant, il s'efforça de relever le moral de la pauvre mère et lui procura un logement très sain exposé au Midi. Il institua de suite un traitement dont l'huile de foie de morue brune, les badigeonnages de teinture d'iode, l'arséniate de soude et les toniques furent la base.

» Grâce à ce traitement et grâce aussi surtout à la bienfaisante influence du climat et à l'équilibre à peu près constant de la température, il eut la satisfaction de voir s'améliorer rapidement l'état de son jeune malade. La toux devint moins intense ; la fièvre diminua et disparut au bout de quelques jours ; les sueurs nocturnes cessèrent ; tous les symptômes alarmants s'amoindrirent peu à peu. L'appétit et les forces reparurent, et, au bout de trois mois de séjour, on put ramener à Paris l'enfant complètement rétabli. »

Cette observation, en effet, très concluante en faveur de la station de Dax et choisie entre plusieurs autres, confirme l'heureuse influence du climat de cette ville, pendant l'hiver, pour les affections pulmonaires. Elle se trouve complètement d'accord avec ce que nous avons rapporté sur l'action sédative de la température et sur les bons effets de l'air légèrement salin, et embaumé, en quelque sorte, par les émanations des pins maritimes.

---

§ IX.

PARALLÈLE ENTRE LES CLIMATS

D'AMÉLIE-LES-BAINS ET DE PAU AVEC CELUI DE DAX.

On appréciera mieux les circonstances dans lesquelles convient le climat de Dax dans la phthisie sthénique et arthritique surtout, en le comparant avec le climat d'Amélie-les-Bains et celui de Pau. Je me borne à mettre en parallèle ces deux climats avec celui de Dax, parce que ce sont ces stations d'hiver qui sont le plus en possession, dans la région des Pyrénées, d'attirer les malades atteints de cette affection.

Voici ce que dit, dans sa notice sur *Amélie-les-Bains*, le docteur Gényes, qui, depuis de nombreuses années, habite cette station, l'étudie et y soigne beaucoup de malades : Il y règne une sécheresse douce, moins rude que sur les bords de la mer. La pluie y est rare, et lorsqu'il pleut pendant un ou deux jours, on est tout surpris de ne pas avoir, en respirant, la sensation d'un air humide. Les malades atteints d'affections bronchiques et qui sont d'ordinaire impressionnables, ne manquent pas de faire cette remarque.

La plus belle saison d'Amélie, pour l'égalité de la température et par l'absence des vents, est l'automne, du 1er septembre au 15 décembre, et parfois jusqu'au 15 au 25 janvier. En hiver, il y a toujours une quinzaine difficile à passer, à cause du temps variable, âpre ou pluvieux. Cette période se présente tantôt en janvier, tantôt en février, en mars et même en avril. Le printemps est, sans contredit, plus désagréable que l'hiver, à Amélie ; il est signalé par la présence du vent.

Si Amélie est protégée des vents du nord les plus désastreux par le Canigou, de ceux du midi, de l'est et de l'ouest par les Pyrénées et par une série de contreforts, il reste néanmoins bien des courants d'air dans les gorges et le long des torrents. Ces brises inattendues commandent mille précautions pour les malades atteints d'affections pulmonaires et rhumatismales.

Il y a donc trois choses principales à noter dans le climat d'Amélie-les-Bains : une *sécheresse habituelle*, quoique douce ; une *âpreté de climat* dans les temps variables et pluvieux ; enfin des *brises inattendues* qui exigent les plus grandes précautions. Aussi la conclusion du praticien distingué et consciencieux de cette station est celle-ci : Amélie pour les sujets lymphatiques et affaiblis qui veulent se tonifier 'sans excitation.

Voici maintenant comment le *climat de Pau* est jugé par des médecins qui l'ont étudié particulièrement et dont la juste renommée inspire toute confiance : les docteurs Casenave, sir James Clark et le célèbre docteur Louis qu'une circonstance douloureuse avait amené dans cette ville pendant l'hiver de 1855.

Le premier effet du climat de Pau est sédatif. Il diminue l'action trop vive du système nerveux et du système sanguin. Il convient particulièrement aux affections de poitrine dans lesquelles dominent ces deux formes de tempérament. Cette station jouit d'un calme atmosphérique qui, au premier abord, frappe le malade comme le climatologiste. Les grands vents y sont rares. Les vents d'ouest sont peu fréquents et durent rarement plus de vingt-quatre heures. Pau paraît presque exempt des vents chauds du sud et des vents froids du nord-ouest. L'absence absolue du mistral est expliquée par la disposition des montagnes. Les vents d'est dont les effets exercent une action si funeste à Nice et à Naples sur les constitutions irritables et affectées de tuberculose, sont, pour ainsi dire, inconnus à Pau. On ne remarque point de vents réguliers et périodiques. Les pluies sont assez fréquentes, mais il n'y a pas d'humidité dans l'air. On trouve de l'uniformité dans les oscillations thermométriques.

A ces avantages se joignent ceux de la configuration de la ville : un percement de rues favorable à la circulation de l'air et à la ventilation ; trois grandes artères parallèles la traversent de l'est à l'ouest ; grandes places.

Si l'on résume, comme pour Amélie, les caractères principaux du climat de Pau, on constate les suivants : *absence de vents réguliers et périodiques, défaut d'humidité libre dans l'air, uniformité dans les oscillations thermométriques ; ville bien percée.*

Il semblerait donc qu'il n'y ait rien à reprendre dans ce climat. Cependant, on a vu les reproches que le docteur X... lui faisait, et comment, n'y pouvant résister, il est venu aux Thermes de Dax pour jouir en même temps du climat de cette ville où il a trouvé, en très grande partie, sa guérison. Il l'appelle par reconnaissance le *sanatorium par excellence. Il ne connaît*, ajoute-t-il, « *en Europe, aucune ville qui puisse lutter avec Dax;* Alger seulement peut rivaliser avec elle. »

N'exagérons rien et voyons les choses comme elles sont en réalité. Les trois climats d'Amélie, de Pau et de Dax se complètent les uns par les autres. A Amélie, si le climat est fortifiant pour les tempéraments et les maladies lymphatiques, il devient excitant par sa sécheresse et quelquefois dangereux par ses contrastes. A Pau, il est sédatif ; mais la chaleur, qui n'y est pas assez tempérée par un peu d'humidité, le rend excitant pour certains tempéraments. Enfin, à Dax, si les tempéraments irritables et les affections éréthiques se trouvent très bien, la continuité de la chaleur humide, bien que modifiée par les émanations marines et résineuses, peut, à la longue, amener une débilitation fâcheuse. Il y a donc de l'ecclectisme à mettre en pratique. C'est au médecin sage et éclairé d'observer son malade, de recueillir ses impressions, de choisir pour lui telle ou telle station et de le faire passer de l'une à l'autre suivant le besoin.

Pour compléter ces comparaisons, je dirai un mot

de *l'altitude* des stations dont il vient d'être question. Amélie est à 222 mètres au-dessus du niveau de la mer, et le Vernet, situé sur le penchant nord du Canigou, est à 651 mètres. Cette augmentation de 429 mètres, que ne perçoit pas l'homme en santé, dit le docteur Gényes, détermine, au bout d'un certain temps, une gêne considérable de la respiration chez les sujets disposés à la dyspnée. Pau n'est qu'à 190 mètres au-dessus du niveau de la mer, et les malades y respirent à l'aise. Ils se trouvent mieux encore, sous ce rapport, à Dax, dont l'élévation n'est que de 3 mètres au zéro de l'étiage de l'Adour, de 12 mètres à la Cathédrale et de 22 mètres au Collége.

---

§ X.

AVENIR DE DAX

Dax, il y a peu de temps encore, malgré son intéressante histoire, était bien peu connue. Renfermée dans ses murailles, elle vivait tranquille et heureuse, renommée seulement par ses bains de boue, ses résines et ses foies de canard. Depuis quelques années, en raison du chemin de fer de Bordeaux à Bayonne et de son embranchement de Dax à Pau, elle est devenue tête de ligne d'une partie du réseau pyrénéen. Son importance et son activité se sont développées avec rapidité.

Comme station thermale, cette ville avait fait peu de progrès avant la création des Thermes par les docteurs Delmas et Larauza; sa clientèle, sauf de rares exceptions, était restée circonscrite aux régions environnantes. Cependant, dans les premiers siècles, les eaux de Dax avaient reçu le nom de Thermes impériaux. L'État envoyait des militaires à l'hôpital civil pour être traités par les boues. A l'époque de la guerre d'Espagne, un hôpital militaire fut créé dans le couvent de Sainte-Claire; il était principalement destiné aux rhumatisans.

Désormais, grâce à l'excellence de son climat, aux propriétés de ses eaux, à la création de ses Thermes où viennent se faire traiter un grand nombre de malades, à l'arrivée déjà nombreuse des phthisiques dont elle enregistrera les guérisons, Dax deviendra avec Pau une des stations hivernales les plus renommées. Loin de se faire une concurrence nuisible, ces deux villes, par des efforts communs, arriveront à des résultats auxquels elles ne pourraient prétendre isolément. « Tout un système thérapeutique nouveau surgira, dit le docteur X..., système qui devra sa popularité et ses succès au voisinage des deux sœurs et aux échanges continuels qu'elles feront des propriétés curatives de leurs atmosphères. L'association, ce grand progrès des sociétés modernes, transportée dans la science, ouvrira une ère de prospérité inconnue dans toute la région du sud-ouest de la France. »

Mais ce n'est pas tout d'offrir aux habitants du Nord un climat favorable à leur santé et propre à la guérison de leurs maladies, il faut encore pouvoir loger tous les étrangers qui vont arriver. Tous ne trouveront pas gîte aux Thermes et aux Baignots, qui regorgeraient bientôt de pensionnaires, et, d'ailleurs, bien des familles ne voulant pas laisser leurs malades isolés les accompagnent et désirent continuer les habitudes des ménages. Il est donc à désirer que l'on arrange des appartements à l'instar de Pau, appartements qui devront avoir l'exposition du midi, car on viendra plus particulièrement en raison du climat et pour passer l'hiver. Les boulevards qui ont remplacé les fortifications, le pourtour du square qui est en voie de préparation pourraient devenir des positions recherchées. Il en serait de même du quartier Saint-Vincent où se trouvent déjà de très jolies habitations.

Dans la comparaison que j'ai faite sur les stations d'hiver pyrénéennes, on a insisté sur l'heureux percement de la ville de Pau pour sa salubrité, et c'est à un illustre praticien, le docteur Louis, qu'est due cette insistance. Ceci me porte à faire des vœux pour celle de Dax. Cette cité, qui a été enfermée, pendant plus de quinze siècles, dans de hautes murailles, devait, pour contenir ses habitants à mesure que la population s'y accroissait, faire des rues étroites et des maisons élevées. Quand on rentre, après une promenade sur les routes qui sont si bien entretenues et si bien plantées, on est saisi par un froid humide et dangereux. On me dit que ce n'est pas malsain, qu'on y est habitué et qu'on n'observe pas d'épidémies. Les étrangers ne peuvent en juger ainsi quand ils trouvent beaucoup de maisons vieilles, privées d'air et de soleil, des cours petites et l'absence presque constante de caves.

Si j'osais émettre un vœu qu'on croit n'être pas réalisable avec les idées reçues dans le pays, mais que je me plais à faire dans l'intérêt d'une population si honnête et si accueillante, ce serait de percer la ville de part en part, d'établir une large rue, une voie magistrale comme on dit à Paris, qui s'étendrait du pont de l'Adour à la Cathédrale, et, au milieu de son parcours, une belle place. La ville, ainsi divisée en deux parties presque égales, serait des deux côtés aérée et ventilée. Les ressources ne feraient pas défaut dans une ville qui a des revenus, qui n'a engagé aucun de ses centimes facultatifs, dont le commerce, très considérable déjà, s'accroit chaque jour, et dont les droits d'octroi pourraient être augmentés sans gêner personne. Dax n'a pas fait un seul emprunt, ce capital à qui Paris et d'autres villes ont dû leur célébrité et leurs embellissements, et qui serait facile à rembourser par annuités.

Le climat de Dax avait cependant fixé l'attention des médecins. Déjà, en 1859, le docteur Rotureau, dans son *Ouvrage sur les eaux minérales de l'Europe*, n'avait pas hésité a prédire un magnifique avenir à cette station thermale, appelée, disait-il, à recevoir l'hiver les malades des pays septentrionaux souffrant d'affections qui redoutent le froid et surtout le froid humide. M. Sales-Girons est venu à Dax en 1873 et a publié une lettre qu'il adressait à M. le professeur Bouillaud, sur les Thermes des docteurs Delmas et Larauza. Le docteur Lebret s'est fait soigner à ces Thermes. M. Gigot-Suard, médecin aux eaux de Cauterets, dont il y a à déplorer la mort récente, qui est venu aussi à Dax, a écrit en faveur de son climat. On y a vu le séjour du docteur X... et ce qu'il a écrit sur sa guérison. J'y ai trouvé le docteur Duplouy, médecin de la marine et professeur à Rochefort, qui s'y traitait de rhumatismes contractés dans ses navigations. Le docteur Garriel, bien connu par ses ingénieuses inventions pour le traitement des affections utérines, passe, depuis plusieurs années, l'hiver à Dax dans le but de se soulager d'un asthme.

On ne saurait assez faire connaître des établissements thermaux que les frimas de l'hiver n'atteignent pas et dans lesquels une foule d'affections sont traitées avec succès. Combien de malades qui attendent impatiemment les beaux jours pour se diriger vers Aix, Barèges, le Mont-Dore, Néris, Plombières, etc., pourraient, pendant l'hiver, y trouver des traitements aussi énergiques qu'efficaces !

Parmi les rapports favorables qui ont été faits sur Dax, son climat, ses eaux et ses boues, ainsi que sur l'établissement des Thermes, nous devons citer celui de la Société d'hydrologie, au nom d'une commission composée de MM. Bonnefoy, Bottentuit, Leudet, Rotureau et Lebret (1).

Les boulevards et le square que l'on confectionne autour de la ville de Dax, les routes qui y aboutissent, les bords de l'Adour qu'on peut suivre dans une grande étendue, fournissent une carrière agréable aux promeneurs. On a à visiter l'ancienne habitation de Borda, occupée aujourd'hui par les Lazaristes, et le monticule arrangé en parc où ce célèbre marin et physicien faisait ses expériences. D'intéressants voyages peuvent se faire aux environs de Dax, sans que le traitement soit interrompu plus d'une journée. Il ne faut guère qu'une heure pour aller à Bayonne, à Biarritz, à l'embouchure de l'Adour, à Saint-Jean-de-Luz. En deux heures, on est à Hendaye, sur la frontière d'Espagne. Fontarabie est là tout près, avec ses ruines et son cachet étrange. Sur une autre ligne du chemin de fer,

(1) *Annales de la Société d'Hydrologie*, 1872-1873.

c'est Pau, la vieille ville béarnaise; Bétharram et Lourdes, le rendez-vous de tous les pèlerins. Plus près de Dax, à quelques kilomètres, c'est la maison où naquit le grand bienfaiteur de l'humanité, saint Vincent-de-Paul; le chêne à l'ombre duquel il ramenait ses troupeaux existe encore; son tronc, creusé par l'âge, sert de chapelle à un autel. C'est là que les Lazaristes ont fondé un établissement pour les orphelins et les apprentis des deux sexes; il faut le visiter dans ses moindres détails. Il est unique au monde, et il en changerait la face, si cette admirable conception était partout mise en pratique. Perdu au milieu d'une forêt de pins, il est encore ignoré. Sa chapelle charmante mérite particulièrement d'attirer l'attention.

Il y a, à Dax, une société distinguée et hospitalière. Si les étrangers devenaient assez nombreux pour qu'il fût utile de créer, comme à Pau, des distractions extérieures, le pays est propice à tous les genres de sport. L'Adour est un fleuve large, poissonneux, fournissant en abondance le brochet, le saumon et l'alose; l'esturgeon remonte quelquefois son cours et est l'occasion de pêches qui ne sont connues qu'en Russie. La profondeur de l'eau est assez grande pour permettre aux yachts de toute dimension de remonter jusqu'à Dax. Il faut que les Anglais apprennent ce chemin, pour que bientôt tout change à vue d'œil! Comment ce fleuve, dont les bords sont si magnifiques, n'est-il pas connu d'eux? Quand ils l'auront découvert, les plaisirs du sport nautique entreront pour beaucoup dans la transformation de Dax.

Les forêts environnantes sont faciles à peupler, non

de pauvres renards apportés en cage, mais bien des plus beaux animaux de la création : le chevreuil, le cerf, le sanglier. Au bout de quelques années, elles seraient le rendez-vous des plus belles meutes de France et d'Angleterre. Les chevaux, qui sont petits et agiles, peuvent servir aux chasses les plus actives.

Les courses landaises et les combats de taureaux sont des plaisirs habituels à Dax vers le mois d'août, et, en peu d'heures, on peut se transporter aux fêtes du même genre si renommées à Saint-Sébastien.

Sous le climat tiède et humide de Dax, avec de l'eau chaude en abondance, eau qui est un véritable engrais chimique, l'agriculture pourrait prétendre à toutes les merveilles. Le sol, échauffé naturellement, permettrait l'élevage des plantes les plus délicates, même des plantes tropicales. Les magnolias y viennent superbes sans le moindre soin, et l'on y voit les camélias en pleine terre. Les fruits y sont excellents, les pêches surtout.

La race landaise n'a aucun rapport avec la race béarnaise. Le Landais, surtout près de Dax, a quelque chose du Basque : une nature vive, ardente, un esprit prompt à la riposte. Sa constitution physique est magnifique ; les femmes dacquoises sont renommées pour leur beauté et leur coquetterie.

---

§ XI.

APPENDICE A DAX MÉDICAL

J'ai annoncé, au commencement de mon travail sur Dax, que je pourrais le faire suivre de quelques observations sur les établissements sanitaires du département des Landes et sur les résultats heureux des mesures d'assainissement qui y ont été prises. Voici ce que j'ai rédigé à cet effet.

Sources Thermales.

De nombreuses sources thermales sont autour de Dax. Les principales sont celles de Tercis, de Saubusse et de Pouillon. Dans le département des Landes, il faut encore noter celles d'Eugénie-les-Bains, de Préchacq, de Gamarde, de Bucheron, de Marie et de Donsacq. Je dirai quelques mots sur ces sources, mais il y en a d'autres que je ne ferai que nommer.

Tercis est un petit village de 550 habitants, situé à sept kilomètres au sud-ouest de Dax. Ses bains sont situés dans un groupe de rochers qui s'élèvent sur l'Adour. Les eaux de Tercis passent pour être très-salutaires pour les douleurs rhumatismales. Les malades y affluent. Le site est charmant, l'air excellent, la vie facile et simple. En suivant la route de Dax à Bayonne par le Vimport, on remarque, en face de la borne du septième kilomètre, une belle avenue à l'extrémité de laquelle apparaît l'établissement connu dans le pays sous le nom de *Labagnère*.

Il est probable que les Romains connurent les eaux de Tercis ; mais rien ne prouve qu'ils en aient fait usage. Elles prirent une grande importance au moyen-âge. Au retour de la Terre-Sainte, les pieux guerriers des croisades avaient importé la lèpre en Europe. Sous ce nom on confondait certainement une foule de maladies de la peau ; toutefois, ce genre d'affections avait pris en France de telles proportions qu'on dut établir des hôpitaux spéciaux sous le nom de *Léproseries*. Un de ces établissements fut fondé auprès des sources de Tercis. On voit encore des pans de murs, restes de cette vieille construction ; on montre la place qu'occupait la chapelle et le cimetière.

Au siècle dernier, M. Borda d'Oro, naturaliste célèbre, né aussi à Dax, fit reconstruire l'établissement. Rien ne fut négligé pour en rendre le séjour commode et agréable. Un vaste hôtel, avec douze appartements disposés pour des ménages et un grand nombre de chambres, une table d'hôte bien servie, assurent aux baigneurs le confortable devenu aujourd'hui nécessaire. Les bains se trouvent à quelques mètres des logements. Construits en contrebas de la cour et tout en pierres, ils se composent de douze baignoires, dont trois sont disposées pour douches.

L'eau est captée dans un vaste réservoir couvert au lieu même d'émergence des sources. D'après les écrits de Borda et de Carrère, au dernier siècle, il y avait deux sources bien distinctes. Celle qui a disparu se trouvait au nord-d'ouest de la source actuelle.

La position de l'établissement sur le flanc d'un coteau en face de la vallée du Leuy, dont le paysage pittoresque ne manque pas de charmes, les nombreuses promenades que l'on a ménagées tout autour des bains, la grande proximité de la ville de Dax, sont autant d'agréments dont peuvent jouir les malades pendant leur séjour à Tercis.

MM. Thore et Meyrac attribuent à la source un rendement de trois pieds cubes par minute, soit environ 146,000 litres par 24 heures. Le docteur Massie, inspecteur de l'établissement, a refait le jaugeage et il a obtenu un résultat qui s'éloigne beaucoup du précédent ; le débit, selon lui, serait seulement de 97,000 litres en 24 heures, M. Coudanne, auteur du travail dont je donne le résumé, pense que cette différence ne peut s'expliquer que par un vice dans les procédés suivis pour faire le jaugeage; il incline à penser que les résultats de M. Massie sont les plus exacts.

Voici l'analyse qui a été faite, en 1861, par M. Coudanne, pendant qu'il était attaché au laboratoire de l'Académie de médecine. Après de nombreux essais, il propose de grouper comme il suit les éléments de cette eau minérale qui est d'une limpidité parfaite, d'une saveur salée et qui dégage une légère odeur de marécage.

Eau........................	1 litre.
Hydrogène sulfuré............	1c818594
Chlorure de Sodium	2g1652
Chlorure de magnésium	0 1127
Chlorure de Calcium..........	0 0172
Silicate de soude.............	0 0623
Sulfate de soude	0 0290
Sulfate de chaux	0 0935
Sulfate de magnésie...........	0 0085
Bicarbonate de chaux..........	0 1357
Bicarbonate de magnésie	0 0123
Bicarbonate d'ammoniaque	0 000813
Bicarbonate de lithine....... Bicarbonate de fer..........	Traces.
Borates .... Phosphates................ Alumine..................	Traces.
Iodure alcalin	Traces notables.
Matières organiques...........	0 1030
Total.......	2g7462

Par leur minéralisation, les eaux de Tercis doivent prendre place parmi les eaux chlorurées fortes. M. Durand-Fardel, dans son *Traité thérapeutique des eaux minérales* annonce qu'elles contiennent plus de deux grammes de chlorures. D'un autre côté, la présence constante et en proportion notable du principe sulfureux, doit leur valoir le titre d'eaux chlorurées-sodiques-sulfureuses. Elles peuvent donc être classées à côté des eaux d'Uriage et de celles d'Aix-la-Chapelle.

Par leur thermalité, qui est de 37° 5, les eaux de Tercis se recommanderaient déjà pour le traitement du rhumatisme. En effet, le docteur Massie a recueilli des résultats heureux dans les diverses formes de cette affection; mais, de plus, dans un grand nombre de maladies cutanées, dans la pellagre en particulier. Il joint à l'usage des bains l'administration de l'eau en boisson.

Saubusse, à 15 kilomètres au sud-ouest de Dax, possède des eaux et des boues. La température des eaux est de 24 à 32 degrés. Elles étaient plus fréquentées autrefois qu'aujourd'hui. L'installation consiste en une piscine en plein air, séparée en deux compartiments, celui des hommes et celui des femmes ; on prend des bains mixtes d'eau et de boue minérales. D'après M. Coudanne, l'analyse chimique de ces eaux convenablement captées donnerait sans aucun doute les mêmes résultats que celles de Dax. Le docteur Massie en est encore l'inspecteur.

A 3 kilomètres au nord de Pouillon est une source salée qui est très-purgative. Il n'y a pas d'établissement. Elle a été acquise par les Thermes de Dax.

En voici l'analyse par M. Coudanne.

GAZ SPONTANÉS :

Acide carbonique	4,87	100
Oxygène	1.43	
Azote	93.70	

Eau	1 litre.
Chlorure de sodium	5.13513
— de potassium	0.03290
— de calcium	1.02600
— de magnésium	0.10360
Bromure de potassium	Traces.
Sulfate de soude	1.63535
— de chaux	1.58780
— de strontiane	Traces.
Silice	0.02500
Bicarbonate de chaux	0.27930
— de magnésie	0.12580
— de protoxyde de fer	0.00410
Phosphates et alumine	0.00300
Matières organiques	Indéterminées.

EUGÉNIE-LES-BAINS, à 25 kilomètres au sud de Mont-de-Marsan, et 10 kilomètres de la gare de Grenade, se fait remarquer par des eaux sulfurées calciques, ferrugineuses et alcalines. Leur température varie entre 16 et 20 degrés. On y trouve un établissement parfaitement aménagé, avec un parc de dix hectares.

PRÉCHAC et GAMARDE forment un groupe d'établissements sous l'inspection du docteur Batbedat, médecin à Vicq. — L'établissement de Préchacq est très-fréquenté par les rhumatisants. Il est à 15 kilomètres de Dax et sur la rive gauche de l'Adour, au milieu d'un bois marécageux. Ses eaux, qui contiennent des boues, offrent une température de 47 à 51 degrés. On y remarque de vastes piscines à eau courante. Les conferves thermales y sont très-abondantes; elles sont de la même nature que celles de Dax. — A Gamarde, à 16 kilomètres, au nord-est de Dax, les eaux sont fortement sulfureuses. Il y a deux établissements alimentés par des sources distinctes. L'un d'eux, très confortable, est abordable aux fortunes modérées. La température des eaux est de 14 à 15 degrés. Voici l'analyse de l'eau de Gamarde (source Ste-Marie) encore par M. Coudanne:

Eau	1 litre.
Acide sulfhydrique, libre.............	0.002028
Sulfure de sodium	0.031440
Chlorure de sodium	0.3532
— de potassium,..............	0.0219
Sulfate de chaux	0.1009
Bicarbonate de chaux	0.2269
— de magnésie............	0.0016
— de fer	Traces.
— de lithine...............	Traces.
Silice et silicate d'alumine	0.0487

L'analyse de l'eau du Vieux-Gamarde, source de BUCHERON, a été faite par M. Garrigou; elle a donné par litre 0,04317 de soufre à l'état de sulfhydrate de sulfure alcalin, correspondant à 0,126226 de monosulfure de sodium.

L'établissement dit de MARIE a été construit depuis peu pour exploiter une source nouvellement captée ; cette source, analysée par M. Coudanne, a fourni 0,002 d'acide sulfhydrique libre, et 0,050 de sulfure.

DONSACQ est à 26 kilomètres sud-ouest de St-Sever. On y trouve des eaux sulfurées calciques d'une température de 17 degrés.

Les *autres sources* minérales sont celles de Bergouey, de Laurède, de Bastennes, de Saint-Laurent, de Sort ; il faut y ajouter celles sulfurées froides de Morcenx, Sindeni, Gourbera ; celles aussi de Mont-de-Marsan, la Glorieuse, Rion, Castets, Onesse, Escalens. Dans la Lande, il y a aussi des sources plus ou moins ferrugineuses, à Hit, Saint-Vincent-de-Tyrosse, Estigarde, Morqueux, etc.

Il n'y a que dix établissements soumis à l'inspection médicale. En 1873, ils ont été fréquentés par 5,000 personnes. — On a capté deux nouvelles sources, celle de Bidas à Pouillon et celle de Séris à Dax.

Bains de mer.

Les bains de mer comptent les stations de Cap-

Breton, Vieux-Boucau, Coutis, Huchet et Mimizan ; ces quatre dernières ne sont guère fréquentées que par les gens du pays. Cap-Breton offre une plus grande importance et la mérite à tous égards. La plage est belle, sûre, et l'on a dans le bourg de Cap-Breton toute facilité pour se loger et vivre. On trouve, au milieu de l'honnête population des pêcheurs et des marins, un calme qui est le meilleur auxiliaire à l'effet produit par l'air et les bains de mer.

Les Dunes.

Les Dunes qui occupent le littoral, depuis l'embouchure de l'Adour jusqu'à celle de la Gironde, sur une largeur de quatre à six kilomètres, forment une série de monticules qui ont pour origine les sables rejetés par les vagues et poussés par le vent. Entre les monticules s'étendent des vallées appelées *lettes*, couvertes d'une herbe fine recherchée par les troupeaux. Ces masses de sable, qui s'avancent tous les ans de 40 à 45 mètres, avaient déjà englouti une partie des communes de Léon, Lit, Mixe, Saint-Julien, Bias, Mimizan, et menaçaient le pays d'une destruction complète : rien ne paraissait pouvoir arrêter ce fléau. Vers 1770, un paysan de Mimizan, nommé *Béran*, arrêta la dune qui allait ensevelir l'église du village en établissant un léger clayonnage qui fit dévier la masse à droite et à gauche. C'était un premier pas. Quelques années plus tard, en 1787, l'ingénieur *Brémontier* eut l'heureuse idée de rendre le clayonnage permanent au moyen de semis de pins. Le problème de la fixation des dunes fut alors résolu. Aujourd'hui les 35,820 hectares de dunes, situées dans les Landes, sont entièrement ensemencés, et déjà l'Etat a pu vendre, à des prix avantageux, une partie des magnifiques forêts qui couvrent ces collines de sable.

Les Landes.

Ces steppes disparaissent peu à peu par le défrichement, le dessèchement, les progrès de la culture et par l'extension des semis de pins maritimes.

En 1834, on évaluait à 450,000 hectares la totalité des terres incultes du département des Landes. C'était plus de la moitié du territoire total. La loi du 17 juin 1857 ayant prescrit l'assainissement et la mise en culture des Landes de Gascogne, on s'est mis à l'œuvre avec une activité prodigieuse. Pour faire face aux dépenses de cette double opération, les communes ont été autorisées à aliéner, par voie de concession, le tiers environ de leurs landes communales. La superficie des Landes rases restant aux communes, après les concessions autorisées, était de 109,248 hectares, se répartissant entre 108 communes, et la dépense projetée s'élevait à 2,212,053 fr. En juin 1876, les communes avaient mis en valeur 93,057 hectares de Landes. C'est donc un total de 167,363 hectares de Landes malsaines et improductives qui ont été assainies et boisées. L'opération, en conséquence, touche à sa fin.

L'Empereur avait acheté environ 12,000 hectares, autour de la station du chemin de fer dite de *Solférino*.

Ils sont en valeur et assainis; ils appartiennent au prince impérial. Une autre partie qui avait été attribuée au comte Waleski, a été rachetée par l'empereur et donnée à ses enfants naturels de Ham ; elle est située sur les communes d'Orx et de Labenne. Ces deux jeunes gens ont reçu les titres de comtes d'Orx et de Labenne, et s'occupent à mettre en valeur ces propriétés.

Par suite de ces travaux, de ceux de dessèchement des marais et des terres humides, du curage des cours d'eau et des canaux allant à la mer, les fièvres endémiques qui désolaient la Lande ont presque entièrement disparu, et l'on peut prévoir l'époque prochaine où le pays ne le cédera en rien aux autres parties du territoire de la France, sous le rapport de la pureté de l'air, de la salubrité, et de toutes les conditions propres à la vie et au développement des hommes et des animaux.

La compagnie des chemins de fer du midi a contribué à mettre les Landes en valeur. Il lui importait, pour faire prospérer la voie de fer, d'établir un grand commerce de bois et de résine; pour cela, il fallait rendre leur sortie facile par des routes et des avenues. Il fallait aussi assainir sa contrée par des canaux qui porteraient à la mer l'eau excédante et malsaine. On y a fait de nombreuses plantations d'essences diverses et notamment de pins maritimes et de chênes-liége.

Je noterai une assertion qui m'a été faite par plusieurs médecins du pays. Lorsqu'il y régnait une extrême misère, on remarquait une grande quantité d'individus atteints de *la pellagre*. Depuis que le pays a été assaini et est devenu commerçant, cette maladie devient assez rare. Elle a été attribuée par quelques médecins à la nourriture par le maïs ; mais il faut noter que, dans le département des Landes, le pain de maïs est toujours en usage. On ne le prépare pas, il est vrai, avec le maïs seul, mais avec un mélange de maïs et de seigle qu'on appelle *méture*. Les paysans tiennent à cette préparation qui, disent-ils, les soutient mieux que le pain ordinaire.

JOURNAL HUMORISTIQUE

d'un

MÉDECIN PHTHISIQUE

Par le Docteur X...

Dans la préface de cette publication, nous avons signalé l'ouvrage de M. le docteur X... sur les stations hivernales de Pau — Dax — Alger.

On a vu l'appréciation très élogieuse de ce travail dans le mémoire de M. Fauconneau-Dufresne.

Dans la *Gazette médicale de Paris*, du 29 avril et du 6 mai 1876, M. le docteur Delvaille a fait de cette œuvre importante une analyse très étendue. Elle débute et termine par les deux paragraphes suivants. Ils nous dispenseront de tout commentaire personnel en faveur d'un auteur que nous avons eu la bonne fortune de connaître et d'apprécier.

Lui laissant la parole, nous espérons ainsi échapper au reproche de partialité, si difficile à éviter en pareille matière :

« Je viens de lire le *Journal humoristique d'un médecin phthisique*, dit notre confrère Delvaille, et j'en ai retiré une impression fort agréable que je voudrais faire partager à mes lecteurs. A coup sûr, on peut dire, comme Montaigne : « C'est ici un livre de bonne » foy, lecteur ; » mais il y a plus que de la bonne foi dans ces notes écrites au jour le jour par le docteur X..., il y a l'émotion d'un malade unie à celle d'un médecin, et cela rappelle fort bien le « *si vis me flere,* » *primo tibi dolendum est,* » d'Horace. En effet, l'auteur, phthisique lui-même, raconte toutes ses sensations, nous fait passer par les émotions qu'il a traversées, ne néglige aucune de ses illusions, aucune de ses angoisses [1]. »

Son travail achevé, le docteur Delvaille ajoute : « Je dois borner ici cette analyse déjà trop longue. Elle aidera à donner une idée de ce livre si original et si vrai, qui palpite et qui vit ; mais elle ne saurait rendre la physionomie de cette œuvre entraînante qu'on dévore comme le roman aux péripéties les plus émouvantes, et dont la lecture va au cœur. »

« Heureuses ces chaudes et aimantes natures qui se livrent tout entières et ne gardent rien de leurs impressions et de leurs pensées, résolues qu'elles sont à dévoiler tout ce qui, dans leur propre histoire, peut être utile à leurs semblables, les instruire, les distraire et les consoler [2]. »

A notre tour, que l'auteur nous permette de faire de larges emprunts à son œuvre ; cela prendra peut-être les proportions d'un véritable pillage, mais il nous pardonnera en faveur de l'intention.

Drs P. D & L. L.

(1) *Gazette médicale de Paris,* p. 215; 1876.
(2) *Gazette médicale de Paris,* page 229; 1876.

§ I.

Indications générales pour le choix d'une station hivernale, tirées du degré de la phthisie, de sa forme et de sa nature.

Pour le docteur X..., la phthisie à tous les degrés pouvant offrir des chances de curabilité, il est partisan de tenter le déplacement de la plupart des malades à toutes les périodes de la maladie.

En opposition avec le docteur Benett, il base le choix de la station hivernale sur la forme de la maladie.

Si la forme *torpide* domine, climat chaud, sec, ozonisé, excitant, inégal, où règnent de préférence les vents du Nord et de l'Est, Montpellier, Hyères, Cannes, Nice et tout le littoral méditerranéen sont alors les types à choisir.

Dans la forme *éréthique*, au contraire, on enverra les malades à Pau, Dax, Alger, Pise, Venise, etc.

Et, ajoute le docteur X... : « Si l'*arthristisme* et l'*herpéthisme* viennent se joindre à la forme éréthique, Dax, Madère et Alger sont certainement les stations qui offrent le plus d'avantages par les qualités chaudes et humides de leur atmosphère (1). »

Soumis à ces influences morbides, le docteur X... ne put supporter le climat de Pau qui, cependant,

(1) *Loc. cit.*, p. 351.

avait déjà amélioré l'état de ses organes respiratoires. Sur les conseils du docteur Meunier (de Pau), il se rendit aux *Thermes de Dax* pendant l'hiver de 1873-1874.

Toutefois, dans son livre, notre confrère rend pleine justice à Pau.

« Comme médecin, dit-il, je me devais à la vérité de proclamer bien haut les profits que peut en tirer l'humanité. »

» Mais les lignes qui vont suivre me sont dictées par la plus vive reconnaissance. Je ne doute pas que si je vis encore, c'est au climat de Dax, à la savante organisation des *Thermes*, aux bons soins dont je fus entouré par mes confrères que je le dois (1). »

§ II.

Arrivée et installation du docteur X... aux Thermes de Dax.

Les lignes suivantes permettront de juger la situation morale et physique du malade à son arrivée aux *Thermes de Dax.*

« C'est dans les conditions morbides et physiologiques dont j'ai parlé il y a quelques pages (2), que je

(1) *Loc. cit.*, p. 395.

(2) Sueurs partielles, insomnie, diarrhée, inappétence, hémoptysies, quelques crachats puriformes, toux sèche assez fréquente, resration gênée, bruits de craquements discrets, douleurs rhumatismales erratiques, éréthisme nerveux très accusé, pouls fébrile le soir

me trouvais lorsque je partis de Pau. La distance de Pau à Dax n'est pas grande : deux heures de chemin fer. J'arrivai à Dax à trois heures du soir, le 29 janvier 1874.

» Il y avait beaucoup de monde aux *Thermes*, aussi fus-je tout d'abord contrarié, parce que la chambre que l'on me donna ne me convenait pas. Il est vrai que j'avais à Pau un délicieux petit appartement, presque luxueux. A Dax, l'établissement est magnifique, mais j'étais le dernier venu, je ne pouvais pas choisir.

» Quand je montais les marches du perron, il paraît que j'étais à demi voûté, les yeux ternes, le teint blafard, les oreilles blanches. Beaucoup de pensionnaires étaient réunis dans le vestibule, tous se dirent : voilà quelqu'un qui nous vient qui est bien malade. Pauvre nature humaine, nous sommes satisfaits, je ne dis pas heureux, si nous trouvons quelqu'un plus malade que nous ! Il semble que notre départ, si nous devons mourir, est d'autant plus retardé, que beaucoup doivent nous précéder.

» C'est sous ces tristes auspices que je débutai dans mon nouveau séjour (1). »

Nous verrons plus loin les résultats *immédiats* obtenus *dès la première nuit* du séjour du malade aux Thermes. Un mot les résume : *Sédation notable* de tous les symptômes fébriles et nerveux, locaux et généraux. Aussi le docteur X..., venu pour quelques semaines à peine, resta-t-il aux Thermes jusqu'au

(1) *Loc. cit.*, p. 397.

mois de mai, époque où il rentra directement chez lui dans un état d'amélioration remarquable, amélioration constatée, à quelque temps de là, par un de ses excellents amis, le professeur Hardy.

§ III.

Topographie et météorologie de la station de Dax, par M. le docteur X...

Après une description de la situation géographique de Dax, bien connue de nos lecteurs, M. le docteur X... s'exprime ainsi :

« Son éloignement de la montagne, la proximité du grand courant du Gulf-Stream dans le golfe de Gascogne, les immenses forêts de pins qui s'étendent au Nord et au Nord-Ouest, font à cette ville une température toute spéciale, toute privilégiée ; son atmosphère éprouve des changements remarquables dans ses qualités.

» Désormais, grâce à l'excellence de son climat, aux propriétés de ses eaux, aux guérisons nombreuses de phthisiques que, chaque année, elle enregistrera, Dax deviendra, avec Pau, une des stations hivernales les plus renommées (1) ».

M. le docteur X..., frappé par les conditions exceptionnelles de la station et de ses Thermes pour la saison hivernale, consacra une grande partie de ses loi-

(1) *Loc. cit.*, page 401.

sirs à les étudier dès que son état fut sensiblement amélioré.

« La température hivernale de Dax, dit-il, quoique située plus au Nord que Pau, est de deux degrés et demi plus élevée que dans cette dernière ville.

» En effet, la moyenne est de + 8° à + 9° ; c'est à peu près la température d'Hyères. Quant à la journée médicale, c'est-à-dire de onze heures à trois heures, la température est rarement au-dessous de 12° (1).

» A quoi tient cette différence thermométrique, cette élévation dans la température qui, au contraire, devrait diminuer en remontant vers le Nord ?

» Cela tient à deux raisons.

» L'éloignement des Pyrénées, couvertes de neige tout l'hiver. A deux lieues de Pau, la neige commence à couvrir la terre, constamment l'équilibre de chaleur tend à se faire aux dépens de la plaine.

» Puis, cette moyenne thermométrique plus élevée, qui ne s'observe que pour la ville même de Dax et pour la campagne dans un rayon de quelques kilomètres, est due à l'échauffement du sol et de l'atmosphère par l'énorme nappe d'eau chaude qui vient se faire jour à cet endroit. La surface de la terre est criblée de trous qui servent de soupape de sûreté à la chaudière souterraine.

» Ainsi donc, Dax est une ville qui, par sa position, sa climatologie, peut devenir une excellente station

(1) L'auteur a basé probablement son assertion si favorable sur l'hiver de 1873-74. En tenant compte des hivers plus rigoureux qui l'ont suivi ou précédé, cette moyenne n'est plus que de 7° $^{8}/_{10}$ chiffre encore supérieur à ceux de Pau, Arcachon et Biarritz.

d'hiver pour toutes le maladies chroniques qui revêtent la forme éréthique. Ces stations sont excessivement rares ; *avec Pau*, c'est certainement pour moi la meilleure de tout le Sud-Ouest de la France (1). »

Les lignes qui précèdent résument très bien les caractères généraux de la station hivernale de Dax et les déductions thérapeutiques qui en découlent sont parfaitement exposées par l'auteur dans les chapitres suivants.

§ IV.

Qualités thérapeutiques de la station hivernale de Dax. — Avantages spéciaux dus à son Grand Établissement Thermal.

Dans ses appréciations, l'auteur s'est placé, avant tout, sur le terrain de la thérapeutique, but capital de son œuvre philanthropique. Aussi, signale-t-il justement les deux points de vue opposés auxquels doivent être jugées les stations du littoral méditerranéen, comparées à celles du littoral océanique.

« Il faut bien l'avouer, dit-il, il ne faut pas demander à la région Sud-Ouest le magnifique soleil, les belles journées du rivage de la Méditerranée.

» Pour les personnes en bonne santé, il n'y a pas à hésiter dans le choix à faire. La Provence, la rivière de Gênes sont cent fois préférables l'hiver à Arcachon,

(1) *Loc. cit.*, page 405.

Biarritz, Dax et Pau. Il faudrait être de mauvaise foi pour soutenir le contraire.

» Mais, pour des malades, la question ne se résout plus de même. Le climat méditerranéen est excitant, le climat du Sud-Ouest est sédatif, tempérant.

» Au point de vue thérapeutique, les maladies se partagent en deux grandes classes : l'une revêt la forme torpide, l'autre la forme éréthique. A Cannes, à Menton, la première ; à Dax, à Pau, la seconde.

» Ce n'est pas pour son plaisir que le malade abandonne son pays, c'est pour se guérir. Toute une classe de malades ne peut guérir que dans la région Sud-Ouest ; c'est là que, sans hésiter, ils doivent être dirigés (1). »

Une réaction salutaire, dans le sens indiqué par l'auteur a lieu. Le corps médical au courant des questions climatologiques n'ignore combien sont rares les malades atteints d'affections nerveuses ou des voies respiratoires pouvant supporter *impunément* le climat vibrant, sec, excitant, inégal de la Provence maritime.

Quoique bien convaincu à cet égard, le fait nous a encore profondément frappé, lorsque, au retour d'un voyage en Allemagne et dans la haute Italie, à Venise, nous avons parcouru la célèbre corniche et visité successivement San-Remo, Menton, Monaco, Nice et Cannes.

Au passage, nous avons recueilli, ce qui n'est

(1) *Loc. cit.*, page 407.

pas toujours facile, quelques aveux qui valaient une réfutation en règle contre le climat méditerranéen.

Mais à plus tard notre intervention personnelle dans le débat. Pour le moment il s'agit des opinions du docteur X..., et nous ne saurions mieux terminer cette première étude de la question principale, à savoir : *Du meilleur choix d'une station hivernale pour un phthisique ou un rhumatisant*, que par les lignes ci-dessous, faisant connaître les origines et les conditions premières de la création du *grand établissement thermal de Dax*, où M. le docteur X... a poursuivi avec succès la guérison de sa tuberculose pulmonaire et recueilli une partie des matériaux de son excellent livre.

« Il y a une dizaine d'années, dit-il, une société toute locale se forma pour la construction d'un grand établissement thermal et l'exploitation de sources très abondantes, situées sur le bord de l'Adour, sur la place même du château (les sources du Bastion et Sainte-Marguerite). Le capital souscrit ne fut pas assez considérable pour mener à bien les travaux, l'entreprise fut abandonnée.

» Elle fut reprise par le docteur Delmas, propriétaire et directeur du célèbre établissement hydrothérapique de Bordeaux, et par le docteur Larauza, médecin à Salles, membre du Conseil général de la Gironde.

» Grâce à leur activité, à leur expérience, grâce à leurs capitaux, les travaux furent repris, rapidement poussés, et aujourd'hui, Dax possède, sans conteste, laissant bien loin derrière lui tous les établissements rivaux, le plus magnifique institut balnéothérapique de la France et de l'étranger.

» Les Thermes, d'abord, ne furent construits que dans l'intention d'y traiter, pendant toute l'année, les maladies pour lesquelles les eaux et les boues de Dax sont renommées : rhumatismes, névralgies, sciatiques, périmétrites, certaines formes de paralysies, etc., etc. Ouverts seulement depuis quatre ans (1), ils ont obtenu tout le succès et toute la prospérité désirables.

» Mais le docteur Delmas et le docteur Larauza, qui était venu s'y fixer et en prendre la direction, s'aperçurent bientôt que grâce à la climatologie de Dax, la vie dans ce vaste établissement, dans ces longues galeries, dont l'atmosphère est, comme je vais le dire, complètement changée, pouvait être un moyen de guérison dans la forme éréthique des affections pulmonaires. »

» En effet, la maison est construite sur les sources mêmes. L'eau jaillit à une température de 60°, donnant au minimum par jour douze cent mille litres. L'on comprend aisément de quelle quantité énorme de chaleur et de vapeur l'on dispose. Aussi l'établissement est-il chauffé presque dans ses plus petits recoins, par les vapeurs qui s'élèvent de ces sources. La température est constamment maintenue, la nuit comme le jour, entre 14° et 18° centigrades.

» C'est cette température que les docteurs Delmas et Larauza ont admise comme moyenne, pour qu'il n'y

(1) En 1871.

eût pas une trop grande différence avec la température extérieure, et parce que l'expérience a prouvé que c'était celle qui convenait le mieux dans les affections pulmonaires. Du reste, il est toujours facile de l'élever ou de l'abaisser à son gré, tellement la captation a été bien disposée.

» L'air qu'on y respire est donc un air chaud et saturé d'humidité [1]. »

Dans les paragraphes suivants, l'auteur donne son opinion sur l'aménagement intérieur des Thermes, ses ressources thérapeutiques, la vie qu'on y mène et les distractions diverses qui abrègent pour le malade le temps de l'exil et des souffrances.

§ V.

Ressources hydrologiques des Thermes de Dax, — leur valeur thérapeutique dans la tuberculose pulmonaire, d'après M. le docteur X...

Les eaux minérales des *Thermes de Dax* laissent échapper en abondance un gaz dans lequel l'azote entre pour plus de 98 p. 100. Ces eaux hyperthermales sont sulfatées, mixtes, calciques, assez fortement minéralisées. Leurs vapeurs entraînent avec elles, en quantité, des particules calcaires. On trouve des stalactites sur les bords des portes voisines des étuves et

(1) *Loc. cit.*, page 419.

de la salle d'inhalation. On retrouve sur les vitrages, les marbres, les murailles, une poussière qui ternit leurs surfaces.

Aussi, M. le docteur X... dit-il justement : « Pour ceux qui voient la guérison de la phthisie dans la transformation des matières caséeuses et tuberculeuses en dépôts crétacés, l'inspiration d'un air chargé de principes calcaires doit être prise en sérieuse considération (1). »

A cette occasion, M. le docteur X... ayant passé aux *Thermes* une dizaine de jours avec le fondateur de la méthode respiratoire, M. le docteur Sales-Girons, est devenu partisan convaincu de cette méthode thérapeutique, dont la vulgarisation a été considérable depuis quelques années. Nul besoin d'ajouter que nous nous associons de tout cœur à tout le bien qu'il dit de la méthode et de son auteur.

Après une excellente étude de ce que M. le docteur X... entend par congestions *phthisiogènes*, *engendrant la phthisie*, et des causes principales de ces congestions : suractivité des fonctions de l'organe, toux, chants, cris ; matières irritantes ou air trop sec ; température inégale, perversion des fonctions de la peau; dyspepsie, état hypochondriaque, il ajoute : « Ainsi, en dehors du traitement spécial de la misère physiologique, en dehors de la présence congestive du tubercule, le problème à résoudre est de savoir s'il y a dans un lieu une manière de vivre telle, que les congestions disparaissent ou ne puissent se produire. »

(1) *Loc. cit.*, p. 440.

« Je crois que le séjour de Dax pendant l'hiver et la vie à l'Etablissement Thermal remplissent toutes les indications anticongestives pour le traitement de la phthisie chez les arthritiques, pour le traitement de la forme éréthique de la tuberculose chez les personnes nerveuses.

» Examinons donc en détail comment Dax se trouve dans de si excellentes conditions pour le traitement de la phthisie éréthique, arthritique et nerveuse.

» Les promenades se font à Dax dans de bonnes conditions, car le pays est généralement plat. On ne trouve pas de ces montées si fatigantes pour le poumon, qui sont fréquentes dans beaucoup de stations hivernales, à moins de limiter ses courses à un très petit rayon.

» L'air de la campagne est rempli d'émanations balsamiques, résineuses ; l'on sait combien elles sont vantées contre la phthisie, et comme le séjour au milieu de bois de pins a toujours été favorable à la thérapeutique des affections pulmonaires [1]. »

Après avoir rappelé qu'aux *Thermes*, l'oxygène de l'air aurait diminué (dans une proportion minime il est vrai) par suite de la quantité de gaz azote répandu par les sources dans l'atmosphère, il dit :

« Ainsi, en supposant que le malade sorte trois heures par jour, ce qui est une bonne moyenne, au milieu des jours courts de l'hiver, pendant les vingt et une autres heures de la journée, et cela pendant des mois, le poumon ne respire qu'un air désoxygéné,

(1) *Loc. cit.*, p. 420.

en petite quantité, il est vrai ; néanmoins, on arrive à des mètres cubes au bout de la journée.

» Bien des malades ont décrit le bonheur qu'ils éprouvaient à respirer l'air de Pau, lorsqu'ils arrivaient des stations méditerranéennes. Je ressentis un bonheur analogue, *la première nuit* que je passai dans l'atmosphère des Thermes de Dax.

» Aux Thermes de Dax, l'air est non seulement changé dans ses qualités physiques, mais il est encore complètement saturé de vapeurs d'eau qui ont entraîné avec elles des sels de chaux et de magnésie.

» Est-ce que la respiration constante de cet air chaud, humide, chargé de vapeurs, n'aura pas d'effet sur la congestion et l'inflammation du tissu pulmonaire malade? Il faudrait oublier les éléments les plus simples de la thérapeutique, les expériences les plus concluantes de chaque jour, l'enseignement de tous les siècles, pour ne pas être convaincu de cette action.

» Le cataplasme, que l'on n'a jamais pu détrôner, n'est autre chose qu'un corps chaud et humide. Il n'est jamais venu à l'idée d'une personne raisonnable de nier l'action des cataplasmes sur les tissus congestionnés ou enflammés. Dans le coryza, dans la pharyngite, dans la conjonctive, quel est le traitement le plus commun et celui qui donne le plus de succès ? C'est lorsqu'on expose les parties malades à la vapeur d'eau.

» Selon une ancienne expression heureuse, c'est un cataplasme interne constamment renouvelé.

» Ne doit-on pas aussi compter pour quelque chose

l'action topique si tempérante du sulfate de chaux et de magnésie que les vapeurs des *Thermes* laissent déposer sur la muqueuse bronchique ?

» Les vaporarium, les salles d'inhalation, de pulvérisation ont pris tant de place, depuis quelques années, dans le traitement de la phthisie pulmonaire, qu'il faut nécessairement que les résultats obtenus aient été favorables. A quoi donc faut-il attribuer cette vogue si bien méritée du reste, si ce n'est à l'action décongestionnante de la vapeur d'eau chaude sur le poumon ? Le temps consacré à des inhalations est pourtant bien limité : deux heures par jour, tout au plus.

» Si quelques heures d'inhalation de vapeurs, pendant quelques semaines peuvent produire de si bons effets, que ne faut-il pas attendre de l'action continue, pendant plusieurs mois, des vapeurs qui remplissent l'établissement Thermal de Dax [1]. »

Ce dernier paragraphe résume toute la thérapeutique respiratoire des maladies du poumon, dans l'*intérieur des Thermes de Dax*. Là est le secret de la grande efficacité de ce milieu essentiellement médical.

(1) *Loc. cit.*, p. 430.

§ VI.

Des troubles fonctionnels de la peau et de leur pernicieuse influence dans la production des congestions phthisiogènes et dans l'arthritisme. — Ressources thérapeutiques des Thermes de Dax à ces points de vue, d'après M. le docteur X...

Dans les pages suivantes, l'auteur développe des considérations très pratiques sur la perversion des fonctions cutanées et sur son influence dans la production et l'aggravation de la tuberculose pulmonaire et de l'arthritisme.

Partant de ce point de vue, M. le docteur X... fait ressortir les qualités thérapeutiques qu'offre l'intérieur des *Thermes de Dax*, pour traiter ces affections.

« A Pau, dit-il, l'arthritique souffre surtout de la grande différence de température qui existe, lorsqu'on passe du soleil à l'ombre ; c'est la principale raison pour laquelle les phthisies à forme arthritique ne peuvent être soignées dans cette station.

» A Dax, cet inconvénient n'existe pas, ou du moins n'existe que dans des proportions très réduites. Le thermomètre, au contraire, ne monte jamais à des degrés extrêmes comme à Pau ; même à l'ombre, la température moyenne est plus élevée d'au moins deux degrés. Cette égalité dans la température est une des grandes qualités du climat de Dax.

» Dans l'intérieur de l'établissement, l'air chaud pénètre partout d'une façon uniforme. Dans les chambres comme dans les salons, comme dans les galeries, le thermomètre marque le même nombre de degrés. Le poumon malade, si sensible aux changements thermométriques de l'atmosphère, n'a rien à craindre dans ce milieu invariable.

» Une des grandes causes de congestions pulmonaires est, comme je l'ai déjà dit, la perversion ou la suppression des fonctions de la peau.

» S'il y a un endroit au monde où l'on peut faire fonctionner la peau à volonté et d'une façon physiologique et scientifique, c'est bien à l'établissement thermal de Dax, le plus complet, le mieux organisé que je connaisse [1]. »

Mais la disposition capitale des *Thermes de Dax*, pour bien remplir son but thérapeutique, ressort des lignes suivantes, sur lesquelles il nous paraît utile d'appeler l'attention du lecteur.

« Les Thermes de Dax, dit M. le docteur X..., ont ce grand avantage, c'est que les chambres que l'on habite sont situées immédiatement au-dessus de l'installation balnéothérapique. On n'a qu'un pas à faire, de son lit à la salle de bains ; c'est en robe de chambre que l'on peut faire son traitement, sans la moindre crainte de refroidissement.

» Les bains de boue, agissant sur la vaste surface de la peau, ne sont-ils pas aussi une méthode décongestionnante sûre ? Jusqu'à présent, les bains de boue n'ont pas été employés dans le traitement de la phthi-

(1) *Loc cit.*, p. 431.

sie pulmonaire ; ils le seront, car, en raisonnant toujours par comparaison, ne voit-on pas chaque jour à Dax les engorgements articulaires dépendant d'une diathèse rhumathismale s'améliorer, guérir, par l'usage des boues ? Pourquoi n'en serait-il pas de même de l'engorgement arthritique du poumon ?

» Je le répète, le malade vit dans un milieu décongestif ; pas un instant de la journée n'est perdu, tout concordant au même but. C'est cette continuité, cette persistance dans le traitement qui fait des Thermes de Dax un *sanatorium* modèle [1]. »

Qu'on nous permette d'arrêter ce dernier paragraphe sur les lignes qui précèdent. Elles expriment une idée profondément médicale qu'on ne saurait trop méditer. Plus on avance dans les découvertes, plus on vieillit dans la pratique et plus on a de la tendance à rattacher les affections chroniqnes à des causes générales, à des principes diathésiques soumis par la sélection à des transformations successives. Souvent, la meilleur manière de les combattre est de faire disparaître les causes *occasionnelles* de leurs manifestations, surtout quand un agent thérapeutique direct fait défaut.

Dans les pages suivantes, M. le docteur X... fait connaître la vie intime des *Thermes*, l'hygiène journalière des malades, les exercices variés, les distractions qu'on peut espérer trouver, soit dans les Thermes, soit dans la ville elle-même ou dans les environs.

(1) *Loc. cit.*, p. 435.

§ VII.

Table, logement, exercice. — Journée d'un malade aux Thermes de Dax, par M. le docteur X...

Dans les précédents paragraphes, M. le docteur X... a fait ressortir l'importance du rôle de la dispepsie dans le développement de la tuberculose pulmonaire. Il a signalé particulièrement cette misère physiologique des classes aisées qui, par une hygiène déplorable, des excès de table, le défaut d'exercices virils, les veilles prolongées, l'irrégularité dans les repas, les dépenses nerveuses exagérées, le désœuvrement moral et intellectuel, préparent fatalement le terrain sur lequel germera une tuberculose encore à l'état latent.

A ces conditions déplorables de vie, M. le docteur X... oppose celle des Thermes de Dax, qu'il fait connaître dans les lignes suivantes :

« Un des principaux moyens de traitement de la dyspepsie est l'exercice. A Pau, comme à Dax, tous les jours ne sont pas beaux ; il arrive quelquefois que l'on ne peut sortir ; puis, malgré la douceur du climat, il n'y a guère que le milieu de la journée qui soit convenable pour la promenade. Le dyspeptique, après son dîner, est donc condamné au repos.

» Aux *Thermes de Dax*, l'exercice est facile à toute heure de la journée ; les longues galeries qui entourent tout l'établissement au rez-de-chaussée et au premier étage permettent les promenades si nécessaires pour la digestion. Le repas du soir passe bien, les nuits sont bonnes.

» Les soins matériels, même les mieux entendus, les mieux compris, ne suffisent pas aux phthisiques ; il faut y joindre un traitement intellectuel et moral si l'on veut obtenir des résultats vraiment précieux et durables. Loin de ses affections, de ses affaires, le malade est exposé à la tristesse, à l'hypocondrie, au découragement. Ces tristes passions, il ne pourra les combattre que par des distractions de l'esprit et de l'âme. La vie en commun, telle qu'elle est instituée aux *Thermes de Dax*, répond parfaitement à toutes ces indications curatives.

» Je ne puis mieux comparer la vie aux *Thermes* qu'à la vie de château à la campagne.

» Si les chambres que les malades occupent ne sont pas luxueuses, du moins sont-elles très confortables et complètement indépendantes les unes des autres. Le service est bien fait ; une grande propreté règne dans tout l'établissement.

» Toute la matinée, de six à dix heures, est consacrée au traitement balnéaire ou hydrothérapique, à la cure au petit lait.

» A dix heures, le déjeuner en commun dans une vaste salle à manger ou dans sa chambre, si le malade le désire.

» De onze heures à trois heures, ce sont des promenades aux environs de la ville, sur le bord de l'Adour, en chemin de fer, à pied ou en voiture. Si le temps est mauvais, les promenades dans les galeries, le billard, le travail, la conversation au salon.

» A trois heures et demie, le traitement thermal reprend ; c'est le moment des bains de pied, des douches révulsives, des pulvérisations, etc.

» On est tout étonné que l'heure de six heures arrive, tellement la journée régulièrement remplie s'est vite passée. C'est le dîner, puis de longues promenades dans les galeries, réunion au salon. Presque tous les soirs, il y a de la musique au piano et souvent pour les enfants et les jeunes gens, de petites sauteries. A dix heures, tout le monde est couché.

» Comme les Thermes de Dax sont le seul établissement en Europe où l'on puisse, pendant tout l'hiver, faire un traitement contre les rhumatismes, les sciatiques, les névralgies, l'on y accourt de tous les pays de la terre. Chose curieuse ! bien digne des Français ! Les Thermes de Dax sont plus renommés à l'étranger qu'en France. Du Canada, de Terre-Neuve, de Suède, de Russie, de l'Inde, de Java, de l'Australie, etc., on vient exprès guérir des maladies rebelles jusqu'alors à tout traitement.

» Espérons que maintenant, les médecins français n'ignoreront plus qu'il existe, dans un coin de notre pays, un établissement thermal que les froids de l'hiver n'atteignent pas et où toutes les affections rhumatismales sont soignées avec succès. Combien de malades qui attendent impatiemment les beaux jours pour se diriger vers Aix, vers Bagnères, vers le Mont-Dore, lorsque des eaux aussi énergiques, aussi efficaces accordent leurs bienfaits l'hiver comme l'été [1]. »

(1) *Loc. cit.*, p. 441.

Depuis que ces lignes ont été écrites, le corps médical français et espagnol s'est occupé beaucoup de la station de Dax. Et cette année même, plusieurs professeurs des Ecoles de Paris, Lyon, Bordeaux et Madrid ont visité ou séjourné au *Grand Etablissement Thermal.*

Dans leurs appréciations, tous nos confrères ont confirmé les appréciations de M. le docteur X...

§ VIII.

Bons effets de la vie en commun. — Promenades, Excursions faciles et nombreuses. — Berceau de Saint-Vincent-de-Paul. — Pau, Lourdes, Bayonne, Biarritz, Saint-Jean-de-Luz, l'Espagne. — Pêches, chasses nombreuses. — Cure au petit lait. — Ressources alimentaires précieuses pour les phthisiques, d'après M. le docteur X...

Souvent on ne réfléchit pas assez aux avantages de la vie en commun pour les malades ; *à priori*, certains mêmes y répugnent, et cependant, que de longues heures oubliées, que de souffrances inaperçues atténuées, dans cette vie où chacun, chargé du poids de ses misères, trouve une certaine consolation dans la vue de celle d'autrui. On n'est pas *seul* à souffrir. Aussi, M. le docteur X..., bon juge en pareille matière, dit-il fort sensément : « Une des premières conditions pour que le malade guérisse, c'est qu'il ne connaisse pas l'ennui. Est-il possible de l'éloigner, de le chasser, si, malgré tout le confortable, l'on vit presque seul, sans distractions, pendant ces longues soirées de l'hiver ? Aussi, que le médecin conseille à ses malades de vivre autant que possible dans ces établissements modèles où l'on trouve réunies la médecine du corps et la vie de l'intelligence. Les *Thermes de Dax*, à ce point de vue, remplissent les conditions désirables.

» Au milieu de ce concert de toutes les langues, la souffrance rapproche les malheureux, une certaine intimité s'établit bien vite entre les malades.

» Les personnes bien portantes qui accompagnent les malades n'ont que de la sympathie pour ceux qui souffrent comme les leurs. Aussi, une douce concorde ne cesse de régner parmi les habitants. Les mois se passent sans que l'on s'en aperçoive, les forces se révèlent, la guérison vient (1). »

Mais l'exercice dans l'intérieur ou dans le voisinage d'un établissement ne peut pas toujours suffire à toute une colonie. Quels que soient le dévouement des bien portants et la docilité des valétudinaires, il arrive un moment où de plus longues promenades, de véritables excursions, voire même des exercices violents la chasse, l'équitation deviennent un besoin indispensable.

Une station dénuée de ces ressources ne répondrait donc pas à ces *desiderada* importants. A ce point de vue, Dax est aussi bien partagé, sinon mieux, que le plus grand nombre des stations hivernales ; et, détail

(1) *Loc. cit.*, p. 442.

important, grâce à ses deux voies ferrées, de Dax bien des excursions se font rapidement et à peu de frais.

M. le docteur X..., faisant ressortir ces divers points de vue, dit à cet égard :

« D'agréables voyages peuvent se faire aux environs de Dax, sans que le traitement soit interrompu pour les plus longues distances. Il faut une heure pour aller à Bayonne, à Biarritz, à l'embouchure de l'Adour, à Saint-Jean-de-Luz. Dans deux heures, l'on est à Hendaye, sur la frontière d'Espagne. L'année dernière, au mois de novembre, par un temps d'été, nous assistions au bombardement d'Irun, séparés des batteries espagnoles seulement par la largeur de la Bidassoa ; Fontarabie est là, tout près, avec ses ruines et son cachet étrange, un autre Baden-Baden, avec le même Dupressoir !

» Sur une autre ligne, c'est Pau, la vieille ville béarnaise ; Betharram et Lourdes, le rendez-vous de tous les pèlerins, de tous ceux qui souffrent.

» Plus près de Dax, à quelques kilomètres, c'est là où naquit le plus grand bienfaiteur de l'humanité, Saint-Vincent-de-Paul ; le chêne à l'ombre duquel il ramenait ses troupeaux existe encore, son tronc, creusé par l'âge, sert de chapelle à un autel.

» C'est là que les Lazaristes ont fondé un établissement pour les orphelins et les apprentis des deux sexes. Il faut le visiter dans ses moindres détails ; il est unique au monde, et il changerait la face des choses si cette admirable et étonnante conception était partout mise en pratique. Perdu au milieu d'une forêt de pins, il est encore ignoré. Que l'économiste, le philosophe et l'homme d'Etat le visitent! Dans peu d'heures, ils y apprendront et verront plus que ce que toutes les constitutions humaines ont pu bâtir et enseigner [1]. »

Invoquant les ressources alimentaires de la station, M. le docteur X... ajoute :

« S'il est encore, dit-il, quelque motif qui doive attirer le phthisique à Dax, c'est la possibilité de faire, dès le mois de décembre, une cure de petit lait. Outre les troupeaux de brebis qui vivent constamment dans les landes, à l'automne, d'autres bandes immenses descendent des pâturages de la montagne et viennent passer l'hiver à l'abri des pins.

» La chair du tout jeune agneau, viande inconnue aux gens du Nord, est un mets exquis qui convient admirablement, en raison de sa structure relativement peu fibrineuse, à la nourriture que l'on doit suivre pendant la cure.

» Les ânesses, les chèvres, sont très communes, leur lait est toujours excellent dans le traitement rationnel de la phthisie.

» Quelles sont les stations d'hiver qui réunissent autant d'avantages ?

» Je ne connais, en Europe, aucune ville qui puisse lutter avec Dax, Alger seulement peut rivaliser avec elle [2]. »

Pour ceux de nos lecteurs que cette dernière con-

(1) *Loc. cit.*, page 444.
(2) *Loc. cit.*, page 446.

clusion pourrait surprendre, nous les renverrons à la lecture complète du livre. Nous leur signalerons aussi les lignes consacrées aux *Thermes de Dax*, par M. le docteur Le Bret, dans son excellent *Manuel médical des Eaux minérales*, paru en 1874.

Nous les inviterons à lire les lettres pleines d'humour et d'observations fines et mesurées du fondateur de la pulvérisation, parues dans la *Revue médicale* de 1873, 1874, 1875, et adressées à M. le professeur Bouillaud. Dans cès lettres, M. le docteur Sales-Girons fait ressortir les qualités comparatives des stations hivernales du Sud-Est et du Sud-Ouest. Parmi ces dernières, il dit tout le bien qu'il pense de Pau et de Dax. Observateur sagace, vulgarisateur ingénieux, fondateur d'une thérapeutique des maladies des voies respiratoires, qui, malgré toutes les attaques sincères ou équivoques dont elle a été l'objet, a révolutionné certains procédés de bon nombre de stations thermales, l'auteur de la *Pulvérisation en thérapeutique* a consacré trois hivers à étudier sur place Nice, Pau et Dax. A propos des stations méditerranéennes, sa formule pathologique « du rhume des nouveaux venus » séduits et trompés par le soleil étincelant de la Provence, parut être une révélation. Y avait-on songé ? A coup sûr, l'observation n'avait pu échapper à bien d'autres, tant le cas se présente fréquemment. Notre confrère osa le dire ! Il fit mieux encore, il constata l'absence totale de cette maladie dans les stations hivernales du Sud-Ouest et le fit savoir dans de nouvelles lettres adressées à M. le professeur Bouillaud.

Seulement, blâmant l'égoïsme étroit et inintelligent de la ville de Pau voulant représenter à elle seule tout le Sud-Ouest hivernal, il fit ressortir les qualités propres des stations voisines en s'appesantissant de préférence sur celle de Dax, qu'il plaça en tête des stations hivernales du Sud-Ouest, au point de vue thérapeutique.

A son tour, M. le docteur X..., plein de reconnaissance pour la station de Dax, où commença la guérison de sa tuberculose pulmonaire, a confirmé l'opinion de MM. Sales-Girons, Le Bret, Durand-Fardel, etc., en l'accentuant davantage.

APPENDICE

I.

Diète respiratoire.

Lettre du docteur Sales-Girons à M. le professeur Bouillaud, sur Dax, et son grand établissement thermal comme station d'hiver pour les malades de la poitrine et du larynx.

MONSIEUR ET HONORÉ MAITRE,

Il y a douze ans déjà que vous avez bien voulu patronner de l'autorité de votre parole, devant l'Académie de Médecine, un travail de votre serviteur, qui portait, sinon une idée nouvelle, du moins une idée nouvellement formulée. Je vous rappelle ainsi, plein de reconnaissance, que vous avez fait un Rapport académique sur un Mémoire que j'avais intitulé d'un nom nouveau : *la Diète respiratoire.*

Je suis heureux de pouvoir vous dire que cette expression, jusque-là inédite, a fait son chemin, et qu'il n'est guère d'études sur la respiration et ses organes dans leurs relations avec l'atmosphère où on n'ait trouvé bon de s'en servir.

La Diète respiratoire est vieille de pratique comme la médecine. Nous avons fait les choses longtemps avant de savoir pourquoi elles étaient bonnès. Mais l'histoire nous enseigne que tous les traitements des maladies de poitrine, depuis la simple fluxion jusqu'à la phthisie caractérisée, si divers qu'ils aient été par la forme, reviennent au fond à une modification de l'air respiré qui en rendrait l'action plus douce, soit sur l'organe lésé, soit sur la circulation générale; le plus souvent sur les deux à la fois.

Le premier homme qui, pour un rhume, se mit au repos et à la chaleur close, trouva la Diète respiratoire; le mouvement, le grand air et le froid étant trois causes d'effets contraires.

La théorie de la Diète respiratoire est aussi simple que son objet est réel. Voici comment on peut la mettre à la portée des intelligences qui y sont le moins préparées.

L'atmosphère, en tant qu'air à respirer, est comme une *Abondance*, où l'azote, jouant le rôle de l'eau claire, se trouve additionné d'une quantité d'oxygène jouant le rôle de vin généreux. En chiffre 79 du premier et 21 de l'autre.

Or, pour qui a été faite ainsi cette atmosphère normale?

Sans contredit pour l'homme bien portant, chez lequel la respiration aux organes intacts doit être vigoureuse. En règle générale, la nature est faite pour les forts et les sains.

Et l'homme dont les organes respirateurs sont dans des dispositions différentes ou contraires?

Celui-là, est recommandé au médecin, lequel a pour tâche de modifier les éléments eux-mêmes à la convenance du malade. L'œuvre de la médecine n'est pas moindre, et il n'en est pas de comparable.

Il ne s'agit donc ici de rien de moins que de corriger l'atmosphère des forts de poitrine pour la faire servir spécialement aux faibles et aux malades. Ce qu'on obtiendra en atténuant l'énergie naturelle de l'*Abondance* commune, dont nous venons de donner la composition élémentaire ; et pour le dire expressément en atteignant l'oxygène, soit dans sa quantité, soit dans ses qualités phlogistiques.

L'oxygène est partout, en pathologie, une cause d'inflammation et d'irritation des surfaces lésées; c'est la science moderne qui le dit, et elle n'y met pas d'exception.

De sorte que la Diète respiratoire, restreignant à cela son domaine, serait, non pas la guerre à l'oxygène de l'air respiré par le phthisique, qui au demeurant en a besoin pour vivre; mais seulement la diminution de ce qu'il y en a de trop en quantité ou en énergie. La proportion de 21 p. 100 n'est pas tout; il faut encore considérer les conditions d'acuité incisive où peut se trouver l'oxygène dans l'air que l'on dit vif et pur, comme aussi lorsqu'il y passe à l'état d'ozone, le pire état pour le poitrinaire qui le respire.

Mais la Diète respiratoire, Monsieur le Professeur, n'est pas seulement adoptée de nom par les observateurs du jour qui veulent s'expliquer les meilleurs traitements connus de la thérapeutique de la phthisie; elle leur sert encore pour justifier ceux qu'ils découvrent.

On se rend raison par elle de l'intention des anciens, qui, comme Galien, envoyaient leurs malades séjourner dans les forêts de pins. Les effets des émanations du goudron sur l'oxygène atmosphérique, qu'elles rendent moins oxydant ou moins comburant, expliquent suffisamment cette modification produite par les arbres d'où provient le goudron.

On se rend compte par elle des bons effets qu'éprouve le poitrinaire dans les mines de charbon de terre, où l'atmosphère est constamment tiède, humide et peu renouvelée.

On se rend compte aussi de ce qu'a d'avantageux l'habitation des étables à vaches, dans lesquelles M. le Dr Niepce, expérimentant en diverses régions de l'Isère, a trouvé que le chiffre des proportions de l'oxygène y descend jusqu'à 19 et même 18 et demi.

On s'explique aujourd'hui ces faits cliniques, récemment constatés par les médecins de Reims, de malades de poitrine, qu'on fait vivre quelque temps et qui s'en trouvent bien au milieu des atmosphères de vapeurs chaudes qui se produisent à l'intérieur des grandes fabriques de laine de la ville. On comprend, en effet, que l'oxygène de l'air pénétrant dans les bronches avec ce véhicule vaporeux, soit moins incisif sur les muqueuses lésées au local, et moins actif ensuite sur l'hématose au général.

On s'explique enfin la conduite de nos confrères les Anglais, qui s'emparent des principales altitudes des deux Indes, et fondent sur ces hauteurs intertropicales des Maisons de santé pour la *Consumption*, qu'ils appellent *sanatoriums* pour marquer, non pas seulement qu'on y soigne, mais aussi qu'on y guérit. Il ne viendra, je crois, à la pensée de personne, d'expliquer ces améliorations et cures autrement que par la rareté de l'air, et plus immédiatement par la diminution de l'oxygène respiré.

En somme, Monsieur le Professeur, on se rend raison en climatologie médicale du privilége de toutes ces régions où la phthisie cède ou reste stationnaire. Elles sont toutes marquées à ce signe, facile à vérifier, que l'air qu'on y respire contient l'oxygène dans les conditions qui l'amoindrissent en quantité ou qui en adoucissent les qualités sur les organes et l'organisme.

La Diète respiratoire, en un mot, est l'explication rationnelle aujourd'hui des atmosphères ou milieux dans lesquels les lésions de l'appareil respirateur, depuis le larynx jusqu'au poumon, se modifient en bien ou s'arrêtent dans leur évolution morbide. C'est désormais au médecin, qui connaît ces milieux, à en ordonner le séjour à ses malades. C'est encore l'affaire du médecin, qui en connaît les conditions atmosphériques, à multiplier ces atmosphères jusqu'à ce qu'il lui soit possible de les créer lui-même partout où il les voudra, jusque dans la chambre des malades, sans aller plus loin.

Que fait-on de nos jours quand on étale du goudron dans un appartement, sinon modifier par ce moyen l'air qu'on respire dans le sens de son oxygénation ? Est-ce que votre savant Rapport sur mon étude, Monsieur le Professeur, n'est pas la confirmation de ce fait, que les émanations goudronnées atténuent les propriétés phlogistiques de l'oxygène atmosphérique ? Voilà donc la Diète respiratoire, non-seulement mise en pratique à domicile, mais encore la possibilité et la facilité de la produire partout et en tout temps dans les maisons et les villes où l'atmosphère extérieure serait la moins bien disposée pour les phthisiques.

La nature elle-même, en faisant l'air respirable à 21 d'oxygène pour cent en général, ne nous a pas tellement soumis à ce *pabulum* respiratoire que nous ne puissions trouver des lieux où la règle subit des variantes et même des exceptions heureuses. Ainsi, à Paris, de l'exposition Est ou Nord à l'exposition Sud-Ouest, il y a une différence notable, toutes choses égales d'ailleurs, dans les qualités de l'air respiré eu égard à l'action de l'oxygène sur les organes de la respiration, et puis sur l'hématose générale.

Nous n'avons que le choix à faire, et les médecins le font depuis des siècles en faveur de leurs malades, sinon en connaissance de cause, au moins en connaissance parfaite des effets. Je ne crois pas qu'un médecin, en consultation pour un phthisique, fît jamais prévaloir l'avis de l'envoyer respirer l'air vif et cru de la terrasse de Saint-Germain-en-Laye. Le conseil de séjour dans une vallée à l'air tiède et calme n'aurait pas de peine à prévaloir sur une opinion contraire.

En quelle intention les meilleurs praticiens ordonnent-ils la saison d'hiver à Nice et sur le reste du littoral méditéranéen? N'est-ce pas principalement pour l'air plus doux que dans les régions du nord, qu'ils comptent trouver sur ces plages méridionales? Ils se trompent, il est vrai, puisque l'atmosphère de ces stations est de beaucoup plus phlogistique, plus ozonée que partout ailleurs; mais l'intention n'en est pas moins un hommage rendu à la Diète respiratoire.

J'ai habité ces pays durant tout l'hiver de 1871-72, et vous n'avez peut-être pas oublié l'article que j'ai donné alors dans la *Revue médicale,* lequel, daté de Cannes, avait pour titre caractéristique : *Le rhume des nouveaux-venus.* La terre, le ciel et la mer de ces parages sont admirables; mais l'air en est ardent sur les muqueuses respiratoires; qui ne demandent pourtant que des impressions émollientes et sédatives.

Cette année, je fais un voyage dans cette autre partie du midi de la France, que les médecins étrangers particulièrement réservent à l'hivernage de leurs malades de poitrine. Il me fallait voir la ville de Pau, dont le climat, selon les Anglâis, le dispute avantageusement à celui de Nice. J'en reviens : ce n'est pas ce beau fixe des Alpes maritimes; ce n'est pas ce ciel bleu presque invariable, mais l'atmosphère y est plus calme et le contact de l'air sur les voies respiratoires y doit être moins aigu. Quand le soleil paraît, il y est aussi resplendissant qu'à Nice ; la vue des Pyrénées vaut celle de la Méditerranée; la promenade Henri-IV vaut mieux que celle des Anglais. On sent que sous ces rayons l'air vibre avec moins d'intensité et que l'oxygène en est moins électrique et plus mou.

Mais, Monsieur le Professeur, en allant à Pau et en en revenant, j'ai eu le plaisir de m'arrêter à Dax, qui n'en est qu'à deux heures de chemin de fer, et qui jouit du même climat dans une plaine plus tiède peut-être. Ici ce n'est pas la ville de luxe qui m'a fixé; les Anglais, qui font la prospérité des pays d'hiver, n'ont pas encore découvert Dax. C'est la ville des eaux minérales chaudes qui m'a captivé. Le pavé que l'on foule y est chaud; l'atmosphère est chargée des vapeurs azotées, que projette dans l'espace cet énorme griffon qui bouillonne sur la place publique et produit ces millions d'hectolitres d'eaux sulfatées à 60 degrés centigrades. Vous devinez que le médecin touriste de la Diète respiratoire était là dans son élément.

J'y étais, en effet, quand je suis entré dans l'Etablissement thermal, que viennent d'élever à grands frais, dans le plus beau quartier, MM. les docteurs Delmas et Larauza, deux confrères qui croient certes à l'avenir de Dax, et qui font tout pour en hâter les destinées promises.

Comme édifice, cet Etablissement est dans le goût et les besoins de notre époque, qui demande qu'on fasse beau et confortable. C'est à la fois une installation balnéaire complète et un grand Hôtel pour les baigneurs. La construction a ses fondements posés sur les sources chaudes elles-mêmes. Une large galerie close de 125 mètres de longueur donne accès à tous les cabinets de bains et autres. Il faut y faire circuler l'air frais en été; mais en hiver on la maintient à 18 degrés permanent pour le service des malades, et il n'en coûterait rien d'y avoir plus haute température en ouvrant quelqu'une des portes qui donnent dans les sources à 60 degrés.

Au premier étage, la même galerie de 125 mètres, plus honorablement ornée, règne tout à l'intérieur de l'Etablissement et donne entrée aux chambres et appartements occupés par les malades qui l'habitent. Vestibule, salons de jeux, de lecture, de compagnie, salle à manger, toutes ces pièces s'ouvrent dans la galerie et en prennent la température que l'on maintient comme celles du bas à 18 degrés. C'est une promenade de 250 mètres sans sortir au dehors.

L'humidité de l'air que l'on emprunte à volonté aux vapeurs minérales des eaux, y est graduée convenablement au moyen d'hygromètres placés en divers compartiments et de courants d'air sec.

Enfin, les gaz des sources de Dax étant particulièrement riches en azote, accompagnent les vapeurs et modifient au besoin l'atmosphère respirable, selon l'intention qu'on aurait d'en influencer plus ou moins l'oxygénation.

Je n'ai pas vu dans cette installation, où le génie de notre confrère, le docteur Delmas, de Bordeaux, passé maître en hydrothérapie s'est exercée ; je n'ai pas vu, dis-je, dans cette installation balnéaire tout ce qu'un autre à ma place y eût admiré : la multitude des services thermaux et la division spéciale des modes d'administration des eaux.

Là sont les bains de Boues minérales naturelles, qui ont fait jusqu'ici la grande renommée de la station de Dax. Les meilleurs perfectionnements inspirés par la science moderne y sont mis à profit ; tous les usages thermaux de l'eau minérale y sont à la disposition de la thérapeutique. Bains et douches de toute sorte, soit avec les liquides, soit avec les vapeurs, soit avec les gaz, s'y trouvent administrées à toutes les températures voulues. L'hydrothérapie elle-même, qui paraîtrait une anomalie dans un établissement fondé sur des sources à 60 degrés, y est aménagée selon l'art, grâce au courant d'eau ordinaire froide dont on dispose dans une partie de ce vaste local.

Or tout cela, M. le Professeur, m'est passé comme inaperçu, préoccupée qu'était ma pensée égoïste de ce qu'on pouvait faire dans une Institution si bien placée pour un séjour d'hiver au profit des malades de la poitrine et du larynx. Température constante et facile, de 15 à 20 degrés, durant la saison froide; vapeurs tièdes à répandre dans l'air de cet intérieur pour en humecter l'atmosphère; gaz azote à mêler à l'air pour en modérer l'acuité. Le milieu me paraissait prédestiné pour une habitation anti-phthisique, et tous les éléments de la Diète respiratoire y sont abondamment fournis par la nature. L'eau, la chaleur, la vapeur et le gaz y sourdent de cette fabrique souterraine, qui défie notre art et notre science de faire si bien.

Oui Dax, sous ce triple rapport, n'a pas de station thermale en concurrence. Il n'y a ni ville, ni village en France où pareilles ressources se trouvent réunies, et aujourd'hui elles y sont à couvert dans l'un des plus beaux Etablissements que nous connaissions. Et quand il y aurait d'autres villes avec les mêmes privilèges, que serait-ce pour ce grand nombre de malades de la poitrine que le Nord doit envoyer un jour prochain passer l'hiver dans le Midi? Mais Dax reste seul jusqu'ici, et l'Etablissement de MM. les docteurs Delmas et Larauza est unique. Quand il sera trop étroit pour répondre aux exigences de la clientèle hivernale que lui adresseront les médecins, il s'en élèvera d'autres; la capitale des Landes a de l'espace libre au soleil sur les bords de l'Adour. Cependant, la science prendra note que c'est à ces deux confrères intelligents que sera due l'initiative d'une fondation qui répond à un si urgent besoin de la médecine.

Dès aujourd'hui et sans plus de frais d'imagination, on pourrait se figurer que l'Etablissement thermal de Dax, durant l'hiver, serait tout de suite comme la *Maison de santé* de la ville de Pau.

Il y en aura, dans le nombre de ces huit ou dix mille étrangers hivernants, convalescents ou malades, auxquels ne suffira pas pour [illegible]rir de respirer l'air des Pyrénées et de s'échauffer aux rayons du soleil de la promenade Henri IV. Ceux-là, les médecins les enverront à Dax pour trouver, à l'intérieur d'une institution confortable sous tous les rapports, ce qui leur manquait à Pau. On peut voir bientôt l'Etablissement trop petit pour répondre aux exigences de sa situation exceptionnelle.

Avant de partir de chez eux, reconnaissant d'une parfaite hospitalité, nous avons conseillé à MM. les docteurs Delmas et Larauza de dresser dans un de leurs plus jolis cabinets une table de Pulvérisation, où seraient employées en respiration les eaux de Dax d'abord, et puis les sulfureuses les plus renommées contre les affections bronchiques et pulmonaires. Un cabinet voisin serait attribué à l'Administration des douches laryngées; et enfin, non loin de là, se trouverait un petit salon de Diète respiratoire, où l'atmosphère générale de l'intérieur serait encore perfectionnée.

Je pars avec la certitude que me donne la promesse de ces deux confrères de faire immédiatement installer les appareils de cette médication complète des maladies de poitrine, de manière à ce qu'ils fonctionnent pour cet hiver, et je fais des vœux pour que les médecins du Nord connaissent bientôt cette station hivernale du Midi et la distinguent de celles qui ne la valent pas.

Agréez, Monsieur et cher maître, l'assurance de mes respects.

Dr SALES-GIRONS.

(*La Revue Médicale française et étrangère*, 1er Novembrs 1873)

II.

Rapport, au nom d'une commission de la Société d'hydrologie composée de MM. Bonnejoy, Bottentuit, Leudet, Rotureau et Le Bret, sur deux mémoires adressés par MM. Delmas et Larauza : 1° Dax, ses eaux et ses boues, premier compte-rendu clinique; 2° Étude comparative sur les stations des boues minérales françaises et allemandes; et sur la candidature de M. le docteur Larauza, au titre de correspondant national.

— J'ai l'honneur, Messieurs, de vous soumettre, au nom de la commission désignée à cet effet, un rapport sur deux mémoires manuscrits, adressés à la Société par MM. les docteurs Delmas et Larauza.

M. Delmas, inspecteur du service hydrothérapique de l'hôpital Saint-André et directeur de l'établissement de Longchamps, à Bordeaux, appartient à notre société comme membre correspondant national.

M. Larauza, ancien interne des hôpitaux de Bordeaux, ancien membre du Conseil de la Gironde, médecin en chef des Thermes de Dax, sollicite de votre bienveillance le titre de correspondant.

Le premier des mémoires auxquels ces honorables confrères ont collaboré, a pour objet le nouvel établissement thermal de Dax, dans le département des Landes. Il est destiné à nous faire connaître une création nouvelle, très digne d'intérêt, tant au point de vue de l'installation, à laquelle les auteurs ont donné tous leurs soins, qu'eu égard à l'importance des résultats pratiques qu'on est on droit d'attendre d'une administration intelligente et sérieuse des eaux et des boues minérales de cette station.

Un membre de la commission, M. Rotureau, avait déjà, dans son ouvrage sur les eaux minérales de l'Europe, exprimé des regrets très justifiés sur l'abandon, par suite d'incurie inexplicable, des abondantes sources de Dax, où la domination romaine avait exploité des Thermes renommés, sous le nom d'*Aquæ tarbellicæ*. On pouvait s'étonner avec lui que les habitants de la localité ou des environs fréquentassent seuls à peu près cette magnifique *fontaine d'eau chaude*, formant un bassin naturel à découvert, vaste et inépuisable, au centre de la ville, sans compter les dépôts de boues qui la complètent dans le voisinage de l'Adour. Ajoutons à de pareils avantages ceux d'un climat exceptionnellement doux, et qui semblait désigner la contrée où jaillissent ses eaux à la destination d'une station d'hiver, émule à certains points de vue de celles d'Amélie et du Vernet, dans la région pyrénéenne.

La réalisation de ces espérances est due à l'initiative et aux efforts exclusifs des deux médecins, auteurs du mémoire ; elle est complète, et l'établissement fonctionne sous la direction de M. Larauza, médecin en chef. On peut dire que nous possédons à Dax des Thermes capables de rivaliser avec certains bains célèbres en Allemagne ; il suffit d'énoncer ici sommairement les conditions que réunit cet établissement, pour lui concilier l'intérêt de la Société d'hydrologie, comme il est appelé à mériter celui du public médical et des malades.

La station de Dax dispose de deux agents thérapeutiques pour le traitement des maladies qui s'y présentent, des eaux et des boues, également minéralisées et thermales. Ces eaux ont une température de près de 60° centigrades, et la proportion de sulfates de soude et de chaux qu'y démontre l'analyse chimique, les classe parmi les sulfatées mixtes ; le débit des sources utilisées par les nouveaux thermes s'élève à 500,000 litres dans les vingt-quatre heures, et pourrait être accru très facilement. Les boues, composées de limon végéto-minéral, constituent un mode de médication qui se recommande à l'attention des praticiens, et n'avait pas encore été développé, en France, sur une pareille échelle.

Les Thermes qu'ont fondés MM. Delmas et Larauza couvrent un espace de 1,400 mètres environ. Nous n'entrerons pas dans la description circonstanciée de leur installation. Le rapporteur de notre commission a pu apprécier par lui-même, lors de l'ouverture de cet établissement, avec quelle méthode et quelle entente des progrès modernes il est organisé. On y trouve des bains d'eaux minérales, des piscines pour l'emploi des boues, des salles d'application locale de ces mêmes boues, des étuves variées; tous les appareils de douches actuellement en vigueur, des locaux pour la sudation et le massage, une salle de humage et d'applications localisées de la vapeur naturelle d'eau minérale, une grande piscine à eau minérale courante, et tous les aménagements accessoires d'un établissement thermal. Un service analogue est spécialement affecté aux malades indigents, dans d'excellentes conditions. Ce qui caractérise l'installation de ces Thermes, c'est que toutes les pièces qui les desservent, situées sur un même plan en sous-sol donnent sur une vaste galerie vitrée à forme rectangulaire, large de 2 mètres et d'un parcours de 143 mètres, faisant tout le tour de l'édifice. Cette galerie, où une moyenne de température de 15 à 18° au minimum règne en hiver, permet aux malades d'opérer leur réaction ou de perdre tranquillement leur chaleur, quand ils ont été soumis à l'action sudorifique. Il n'est pas besoin d'insister sur l'avantage de pareilles ressources, au point de vue des résultats du traitement. Les médecins fondateurs de cet établissement ont procédé par eux-mêmes à la mise en œuvre de toutes ces appropriations, et la Société voudra bien remarquer avec nous que, pour la première fois, en France du moins, l'élément médical préside exclusivement à l'exploitation d'une eau minérale.

MM. Delmas et Larauza développent, dans leur mémoire, un tableau très intéressant et très instructif de tout ce service, auquel même ils viennent d'ajouter l'emploi méthodique des eaux mères, qui leur sont fournies par les *salines de Dax*, récemment mises en activité sur les bancs de sel gemme dont la contrée des Landes était dotée jusque-là infructueusement.

Après avoir exposé le mode d'administration des eaux et des boues de Dax, en insistant sur leur action physiologique et thérapeutique, ces messieurs ont complété cet exposé de leur œuvre par un résumé des faits cliniques observés aux Thermes pendant le deuxième semestre de l'année 1871. Quoique la notoriété des eaux de Dax, dans leurs applications curatives, remonte à une époque très ancienne et prenne date même à la domination romaine dans les Gaules, c'est le premier document authentique que nous recueillons sur la valeur médicale des eaux et des boues de cette station ; M. Rotureau, en 1859, déplorait l'emploi restreint de ces belles sources thermales et exprimait le vœu qu'une entreprise intelligente fît de Dax une station thermale d'hiver, « où les malades » des pays septentrionaux, souffrant d'affections qui » redoutent surtout le froid et l'humidité, ne manque» raient pas de se porter. » Ces prévisions s'accomplissent ; la proximité de Pau et de Biarritz témoigne du climat favorable qu'on est en droit de demander à cette localité, et l'installation des Thermes, qui peut réellement passer pour un modèle, replace la station de Dax à un rang supérieur.

La partie clinique du mémoire se subdivise selon les affections qui se rapportent à l'élément nerveux, celles qui se localisent aux viscères et les affections des systèmes musculaire et articulaire. Des observations, recueillies soigneusement, établissent d'une manière sérieuse et vraiment médicale les effets des eaux et des boues de Dax, appliquées sous une direction expérimentée. Il suffit de considérer le relevé comparatif des résultats constatés pour rendre justice à la sincérité et au savoir des auteurs. Ce résumé récapitulatif, d'ailleurs, constitue une donnée de thérapeutique thermale, rangeant les Thermes de Dax à côté de ceux de Néris et de Plombières, en France, de Gastein et de Wildbad, en Allemagne, pour ne prendre que des exemples de premier ordre.

Un deuxième mémoire de MM. Delmas et Larauza, également adressé à la Société, porte pour titre : *Étude comparative sur les stations de boues minérales françaises et allemandes.* Évidemment, la proposition à laquelle nous avons donné suite, et dont le rapport d'une commission spécialement désignée figure dans le volume de nos Annales en voie de publication, a inspiré nos honorables confrères de Dax. Ils ont pensé pouvoir utiliser les éléments qu'ils possédaient et apporter ainsi un argument de plus à l'importance des stations thermales françaises, mises en regard des eaux allemandes, même les plus accréditées.

MM. Delmas et Lazaura commencent par discuter ce qu'on doit entendre par *boues minérales*, et ils établissent une différence très légitime entre l'emploi du limon *confervoïde*, qu'on qualifie à tort de *boues* dans certaines contrées de France et du dehors, et celui du dépôt terreux et salin, utilisé près de diverses sources. Encore, à cet égard, doit-on préciser de quel agent thérapeutique les médecins et les malades sont appelés à bénéficier. En Allemagne principalement, l'imagination des créateurs de stations thermales a pris un libre cours. Tantôt on a eu l'idée d'extraire de simples terres argileuses et de les mélanger artificiellement à des eaux minérales froides, pour en faire des *boues*, qu'on chauffe ensuite à l'aide de vapeurs, soit naturelles, soit artificielles ; ailleurs, comme à *Eilsen*, en Prusse, on a adjoint des bains de scories de charbon à l'usage d'une source ferrugineuse bicarbonatée. M. Labat, dans une *Étude sur les eaux et les boues de Franzensbad* (*Annales*, tome XV, p. 282 et suiv.), nous a décrit avec exactitude les diverses opérations successives à l'aide desquelles on transforme, à Franzensbad, une terre marécageuse en matière boueuse, très réputée pour bains, cataplasmes et fomentations. Notre savant collègue ajoute même que les boues de Franzensbad, fabriquées de toutes pièces pour ainsi dire, représentent le type de celles employées en Bohême, par exemple à Marienbad, à Tœplitz. MM. Delmas et Larauza ont passé en revue ces diverses stations de boues ; comme de juste, celles de Barbotan et de Saint-Amand, en France, occupent une large place dans leur travail. Il ressort de cette comparaison que si, en Allemagne, les bains de boues sont beaucoup plus usités que chez nous, leur préparation et leur emploi offrent des conditious beaucoup plus rationnelles dans nos sations françaises qu'à l'étranger.

Les boues minérales forment à Dax des gisements d'une épaisseur et d'une étendue considérables. Le début de leur accumulation par les débordements de l'Adour, rivière à crues très fréquentes, se perd dans la trace des siècles. Ces limons sont déposés sur les griffons mêmes des sources minérales ; ces dernières, en les traversant, leur abandonnent une partie de leur sédiment et leur communiquent une thermalité notable. Enfin, sous l'influence des rayons solaires, il se développe au sein de l'eau minérale des conferves, et c'est un élément de plus, vrai limon végétal, analogue à celui des bassins de Néris, si bien décrit dans un mémoire de MM. Becquerel et de Laurès (*Annales*, tome 1, p. 502), et dont les propriétés présumables s'ajoutent à celles du limon minéral. Le mémoire s'étend sur les bases de cette double et intéressante composition de la boue de Dax, notamment riche en sulfures, sulfites et hyposulfites, acide sulfhydrique, etc. On remarquera que la température de ces boues varie entre 35 et 45° centigrades, selon l'abondance des filets d'eau minérale qui les traversent, tandis qu'à Saint-Amand on est forcé de recourir à des moyens de chauffage artificiel, et qu'à Barbotan la température des boues ne dépasse pas 36°, thermalité qui n'est pas suffisante pour bien des cas pathologiques.

Le mémoire dont il a été parlé antérieurement, complète par des détails d'installation et des observations cliniques, ce qui a trait au profit qu'on doit tirer des boues de Dax, dans la cure des affections chroniques, particulièrement rhumatismales et nerveuses.

(Extrait des *Annales de la Société d'hydrologie médicale de Paris*, tome XVII, 1871-1872, p. 295 et suivantes.)

III.

Les Boues de Dax.

Parler d'hydrologie à la fin de février, semble un anachronisme. — Tous les établissements ne sont-ils point fermés et ne sommes-nous pas bien éloignés encore du soleil de juin qui forcera leurs portes à s'ouvrir ?

Cela est vrai pour toutes les stations en général. Mais il en est une qui ne ferme jamais et dont la spécialisation est précisément toute particulière aux maladies qui redoutent le plus le froid. Elle a donc droit dans cette saison à une mention parfaitement justifiée.

Je veux parler de la station thermale de Dax.

Dax ! qui connaît autrement que de nom cette petite ville perdue au fond des Landes ?... Et cependant elle n'est point à dédaigner, comme vous l'allez voir. Plus d'un malade d'ailleurs qui soupire après les beaux jours, serait heureux d'obtenir sa guérison sans plus attendre, dût-il pour cela s'enfouir au milieu des pins et des bruyères, — mais il n'en est rien.

On se fait en général une très fausse opinion du département des Landes. — Et, à coup sûr, le trajet de Bordeaux à Bayonne ne prête point à ce qu'on change d'opinion.

Le département des Landes est partagé par le cours de l'Adour en deux parties entièrement distinctes.

Sur la rive droite, ce ne sont que plaines nues et forêts de pins ; c'est le trajet que suit la voie ferrée.

Sur la rive gauche, au contraire, où la nature se ressent du voisinage des Pyrénées, vous ne voyez que vallées et coteaux. — A chaque instant le paysage change, tantôt gracieux quand l'horizon est borné, tantôt grandiose lorsque les Pyrénées en forme le fond. Et je connais tels points de vue dans des localités voisines de Dax, — Saint-Lon, Saint-Martin, Belus, Habas, — qui valent certainement les plus beaux du monde.

Partout, d'ailleurs, la culture offre la plus grande variété. Le blé, le seigle, le maïs, les prés, les vignes, les bois, se succèdent d'un pas à l'autre.

Dax se trouve précisément à cheval sur ces deux parties du département si pittoresques à des points de vue différents. — C'est une gracieuse petite ville, dont l'enceinte de murailles romaines a empêché le développement, mais qui, aujourd'hui que ses murs sont presque tous abattus, se transforme à vue d'œil.

Le climat y est excessivement doux, et mieux approprié à une station d'hiver que beaucoup d'autres en réputation. — Quant à ses habitants, naturellement affables et hospitaliers, les étrangers en ont toujours gardé le plus agréable souvenir, comme aussi... de la bonne chère qu'ils ont pu faire pendant leur séjour, car les Dacquois ont une réputation de gourmets qu'on leur disputerait difficilement.

Les eaux de Dax étaient déjà exploitées à l'époque de la domination romaine, et depuis, ses boues ont constamment joui dans la contrée d'une réputation considérable.

Malheureusement une installation par trop primitive en éloignait les étrangers, ce qui faisait dire à M. Rotureau : « Dax serait appelé à devenir une station thermale d'hiver, où les malades des pays septentrionaux souffrant d'affections qui redoutent surtout le froid et l'humidité, ne manqueraient pas de se porter, si du moins une municipalité intelligente savait faire les sacrifices nécessaires pour y attirer les étrangers. »

Mais aujourd'hui rien ne manque à la prospérité de cette station.

Les boues de Dax, qui par leur température et leur composition chimique n'ont de rivales nulle part en Europe, possèdent un établissement qui n'a rien à envier à aucune autre station thermale.

Les THERMES créés par les docteurs Delmas et Larauza couvrent en effet un espace de 1,400 mètres environ, et le service balnéaire y a été organisé avec une méthode et une entente des plus complètes.

On y trouve des bains d'eaux minérales, des piscines pour l'emploi des boues, des salles d'application locale de ces mêmes boues, des étuves variées, tous les appareils de douches actuellement en vigueur dans les grands établissements d'hydrothérapie, des locaux pour la sudation et le massage, une salle de humage et d'applications localisées de la vapeur naturelle d'eau-minérale, une grande piscine à eau minérale courante, et tous les aménagements accessoires d'un établissement thermal. Un service analogue est spécialement affecté aux malades indigents, dans d'excellentes conditions. Ce qui caractérise l'installation de ces Thermes, c'est que toutes les pièces qui les desservent, situées sur un même plan en sous-sol, donnent sur une vaste galerie vitrée, à forme rectangulaire, large de 2. mètres et d'un parcours de 143 mètres, faisant tout le tour de l'édifice. Cette galerie, où une moyenne de température de 15 à 18° au minimum a régné en hiver, permet aux malades d'opérer leur réaction ou de perdre tranquillement leur chaleur, quand ils ont été soumis à l'action sudorifique. Il n'est pas besoin d'insister sur l'avantage de pareilles ressources, au point de vue des résultats du traitement.

De plus, depuis deux ans, MM. Delmas et Larauza ont ajouté au traitement balnéaire si riche déjà en ressources, l'emploi des eaux mères que leur fournissent les *salines de Dax*, qui exploitent les magnifiques bancs de sel gemme découverts il y a quelques années dans la ville même.

Quant à l'application médicale que les mémoires cliniques de MM. Delmas et Larauza ont mis en relief de la façon la plus saisissante, nous ne pouvons que l'indiquer, car les affections tributaires des eaux de Dax sont nombreuses.

Ce sont :

1° Les affections si variées et surtout difficiles à définir qui paraissent dépendre d'une lésion des centres nerveux ;

2° Les névroses ;

3° Les névralgies ;

4° Les névropathies ;

5° Les maladies des organes génito-urinaires ;

6° Les rhumatismes articulaires ou musculaires ;

7° La goutte ;

8° Enfin, le rachitisme et la scrofule avec tous leurs accidents si variés, — en raison de l'emploi des *eaux mères* dont nous avons parlé.

Les malades que la saison froide retient chez eux, et qui ont si peu à bénéficier des divers traitements qu'il peuvent y suivre, n'auront donc qu'à se louer d'être dirigés sur la station de Dax, — où ils trouveront à la fois et la température et le traitement qui leur sont le mieux appropriés.

Dr DEMOULINS DE RIOLS.

(*Le Moniteur thérapeutique,* mai 1874, p. 105 et suiv.)

IV.

Les eaux et les boues thermales et minérales de la station de Dax (Landes), et ses nouveaux Thermes, par le docteur Péry, ancien médecin consultant aux Eaux de Bagnères-de-Luchon, médecin des hôpitaux de Bordeaux, etc., etc.

L'auteur rend compte de ses impressions après une visite faite à la station thermale de Dax. Pour éviter toute redite, nous ne citerons que ses appréciations sur les maladies qui peuvent être avantageusement modifiées ou guéries.

« Il me reste maintenant à indiquer les maladies pour lesquelles on peut recourir avec avantage aux eaux et boues de Dax : et disons tout d'abord que par sa situation dans un climat très tempéré, entourée de vastes forêts de pins, à une distance peu considérable de la mer, assez éloignée des montagnes, par conséquent à une température beaucoup plus constante et moins froide *même que Pau*, avec ses NOUVEAUX THERMES, ouverts toute l'année, disposés de façon à constituer le *véritable vaporarium rêvé par l'illustre Trousseau*, Dax se place tout à fait au premier rang comme *station d'hiver* et *des saisons intermédiaires* convenable surtout aux personnes qui, à des maladies chroniques, si je puis m'exprimer ainsi, devront opposer un traitement chronique.

» Ainsi, les eaux et boues de Dax seront avantageusement appliquées à des températures sagement graduées dans le *rhumatisme articulaire* ou *musculaire*, à l'état subaigu et surtout chronique, la *goutte*, notamment dans la forme atonique ou chez des goutteux névropathiques et très excitables, les *contractures*, les *déformations articulaires, la gêne dans les mouvements par suite de lésion de nutrition des muscles*, *des tendons*, *leurs coulisses*, *les synoviales articulaires*, conséquences diverses de l'affection rhumatismale et goutteuse.

» Elles conviennent encore dans le traitement des désordres de mouvements consécutifs à un grand traumatisme, plaies par armes de guerre, blessures graves, des ulcères, lésions syphilitiques cutanées ou tenant au système osseux, certaines maladies de la peau.

» Les *vieilles entorses*, les *arthrites anciennes*, les

ankyloses rhumatismales rebelles aux eaux sulfureuses, les *névralgies* et surtout les *sciatiques* que rien n'aura fait céder, devront être dirigées sur Dax, avec grand espoir de guérison.

» Les *névralgies viscérales*, les *névroses générales et localisées*, les *paralysies*, surtout celles qui tiennent à des congestions de la moëlle ou des enveloppes, au vice rhumatismal, spécifique, hystérique ou nervosique, les *maladies utérines*, la *chlorose* et l'*anémie* dans certains cas se trouveront bien de l'usage des eaux ou des boues de Dax.

» Tel est, en l'état, le cadre pathologique auquel peut répondre la station de Dax ; mais le cercle ira bientôt s'élargissant pour elle, car aux ressources déjà si grandes fournies par ses eaux et ses boues thermales et minérales, elle pourra, à bref délai, ajouter l'action des *eaux mères* que l'exploitation des mines de sel gemme trouvées en cette localité va mettre à la disposition des Thermes. Il n'est pas besoin d'ajouter que les *eaux mères fort employées en Allemagne*, à *Kreuznach* et à *Nauhein*, sont remarquablement utiles dans le traitement du lympathisme, de la scrofule et des maladies qui en découlent ou en dérivent.

» Enfin, Dax, située sur deux lignes principales du réseau pyrénéen, à une heure de Bayonne et de Biarritz, deux heures de Pau et trois heures de Lourdes, de Saint-Sébastien, de l'Espagne et de Bordeaux, est appelée à prendre à brève échéance un développement considérable, et nous ne doutons point que sous l'impulsion intelligente de nos deux confrères, elle ne justifie très amplement son antique réputation. »

Dr F. Péry.

V.

Une visite à Dax (Landes).

Mon cher Directeur,

Cette année, avant de me rendre de Nice au Croisic, j'ai voulu visiter les Thermes nouveau de Dax, dont j'avais entendu dire merveille. J'y arrivai le 23 juin ; le docteur Larauza, médecin en chef des Thermes, me fit gracieusement les honneurs de son établissement, qui, comme établissement privé, est certainement sans rival en France, et peut-être en Europe, soit au point de vue architectural, soit au point de vue de l'installation balnéo-thérapique. C'est, pour tout dire, un établissement modèle.

L'édifice, de forme rectangulaire, occupe un espace de 1,400 mètres environ ; il comprend un corps central surélevé de trois étages et de deux bas-côtés qui sont séparés du premier par deux vastes cours intérieures. On peut y loger cinquante ou soixante malades, dont les appartements, très-confortables, donnent tous sur une magnifique galerie vitrée qui fait le tour de l'établissement sur un parcours de 143 mètres.

La façade de l'édifice donne sur un beau jardin anglais, dans lequel j'ai remarqué un jeune *Eucalyptus globulus*, qui témoigne de la douceur du climat de Dax pendant l'hiver, climat qui peut être comparé à celui de Pau et d'Amélie. Les Thermes de Dax peuvent donc être fréquentés également pendant la mauvaise saison.

Le sous-sol est affecté à l'installation balnéo-thérapique : il communique par deux larges escaliers à paliers avec la galerie vitrée dont il a été question, galerie constamment réchauffée par les vapeurs d'eau qui se dégagent des sources thermales. Les malades peuvent ainsi aller de leurs chambres au bain et en revenir sans crainte de se refroidir par les temps froids.

A Dax, on dispose de deux agents thérapeutiques, les eaux et les boues, également minéralisées et thermales. Les eaux, dont la température est de 60 degrés centigrades, sont sulfatées mixtes ; le débit des sources utilisées dans l'établissement est de 500,000 litres dans les vingt quatre heures, et il pourrait être facilement augmenté du double et même davantage. Les boues, composées de limon végéto-minéral, constituent un mode de traitement sur une vaste échelle ; elles forment des gisements d'une épaisseur et d'une étendue considérables, et sont déposées par l'Adour sur les griffons mêmes des sources minérales qui, en les traversant, leur abandonnent une partie de leur sédiment et leur communiquent une notable thermalité. Enfin, sous l'influence des rayons solaires, il se développe au sein de l'eau minérale des conferves, vrai limon végétal analogue à celui des bassins de Néris, dont les propriétés s'ajoutent à celles du limon minéral. Les créateurs des Thermes de Dax, MM. les docteurs Delmas et Larauza, insistent sur ces boues riches en sulfures, sulfites et hyposulfites, acide sulfhydrique, etc. Leur température est de 35 à 45 degrés centigrades, selon l'abondance des filets d'eau minérale les traversent.

L'installation balnéo-thérapique ne laisse rien à désirer ; tous les progrès de l'hydrothéraphie modernes ont été réalisés. On y trouve des bains d'eau minérale, des piscines pour l'emploi des boues, des salles d'applications locales de ces mêmes boues, des étuves et des bains de caisse : les appareils hydrothérapiques y sont au grand complet ; douches de toute sorte, salles de sudation et de massage, salle de humage et d'applications locales de vapeur d'eau minérale, une grande piscine à eau minérale courante avec tous les aménagements nécessaires dans dans un établissement thermal. Bref, les vœux que faisait Rotureau, au sujet de Dax, sont désormais réalisés et accomplis.

Les pauvres n'ont pas été oubliés à Dax par les fondateurs, MM. Delmas et Larauza. Cela faisant, ces honorables confrères ont bien mérité de l'humanité.

Au point de vue thérapeutique, les Thermes de Dax peuvent être comparés à ceux de Néris et de Plombières, en France ; de Gastein et de Wildbad, en Allemagne.

On traite avantageusement à Dax :

1° Les affections se rapportant à l'élément nerveux (maladies des centres nerveux, névroses, névralgies, névropathies) ;

2° Les affections localisées aux *viscères* (voies respiratoires, voies digestives et leurs annexes) ;

3° Les affections des voix génito-urinaires dans les

deux sexes (spermatorrhée, impuissance, maladies utérines) ;

4° Enfin, ce sont surtout les rhumatismes subaigus et chroniques, musculaires et articulaires, qui sont profondément modifiés par les eaux et les boues de Dax.

Avant de terminer, un mot sur la ville et ses environs. Dax, l'ancienne capitale des Tarbelliens, sous les romains, compte 10.000 habitants environ ; elle est située sur l'Adour, qui la divise en deux parties, et offre de belles promenades, ombragées de magnifiques platanes. On y admire la grande fontaine chaude, qui est la plus belle, la plus abondante source qu'on puisse voir. Elle est entourée d'un mur carré de 6 mètres de hauteur et de 25 mètres de côtés, percé d'ouvertures cintrées, garnies de grilles en fer. L'entablement est d'ordre toscan. Sur la façade, au couchant, il y a neuf robinets de 25 centimètres de longueur, ayant 4 centimètres à l'orifice, par lesquels s'écoule constamment l'eau à une température de 60 degrés centigrades.

Au milieu de ce magnifique réservoir, on aperçoit une vaste ouverture qui est le centre d'émergence de la source. Les eaux bouillonnent à la surface, où viennent crever des gaz en quantité innombrable, et d'où se dégage une épaisse colonne de vapeur, qui de loin ferait croire à un vaste incendie. Ces eaux vont se déverser dans l'Adour par des canaux souterrains.

Les environs de Dax sont très beaux et on est vraiment étonné et surpris de trouver une si riche, une si luxuriante végétation, au milieu des sables des Landes. Toutes les routes sont bordées d'arbres magnifiques, de manière à simuler les allées d'un parc. Les forêts de pins y abondent et sont une source de revenu pour le pays.

En résumé, on trouve à Dax et dans les environs des promenades agréables, des sites charmants, l'aspect imposant de la chaîne des Pyrénées, et plus loin des excursions intéressantes, telles que la maison où est né saint Vincent de Paul, le magnifique chêne de la forêt de Saint-Paul, les salines, le château de Montréal, et enfin le moulin de Bénesse, d'où la vue embrasse à la fois la chaîne des Pyrénées, les vallées de Leuy et de l'Adour, et l'immense rideau des pins du Maransin.

Agréez, etc.

Dr Macario, de Nice.

VI.

Sous le pseudonyme du docteur Smith, M. le docteur Vergely a consacré dans le journal la *Gironde* une de ses intéressantes causeries médicales à l'étude des Bains de boues. Nous en extrayons les passages suivants :

. . . .

« Au point de vue des bains de boues, l'Allemagne donc n'occupe, même en comptant Franzensbad, qu'un rang secondaire. Et ces Thermes de boues ne peuvent être comparés aux stations de même espèce que nous possédons en France. Dans notre pays, trois stations de boues végéto-minérales méritent surtout d'être distinguées par leur importance réelle ; ce sont : Barbotan, dans le Gers, Saint-Amand, dans le Nord, et Dax. Je laisse de côté les localités où les boues sont simplement végétales, comme Néris, et habituellement sans emploi suivi.

. . . .

» Le grand avantage de Dax (Landes), sur Barbotan et sur Saint-Amand gît précisément dans la température élevée de ses Thermes. Les boues de Dax, en effet, sont traversées par une eau dont la température n'a pas moins de 60 degrés. De plus, les sources minérales chaudes y sont d'une abondance extrême, mais elles ne contiennent qu'une petite quantité de sels. On y trouve particulièrement des sulfates de chaux, de magnésie, de soude ; des chlorures de sodium, de chaux, de magnésie, et des silicates de chaux. L'eau tient en dissolution, pour un litre, 5 d'acide carbonique, 3 d'oxigène, 11 d'azote. Les boues sont, à ce qu'il paraît, riches en silices, en sulfites, et en hyposulfites. Dans l'examen que nous avons pu en faire, nous n'avons pas été frappé par le dégagement d'acide sulfhydrique, qui y est probablement bien faible. Ce limon a une douceur, une onctuosité remarquables ; il semble, quand on le touche, qu'on manie une argile très fine et imprégnée d'eau. Humides, ces boues sont noirâtres ; sèches, elles prennent une coloration grisâtres. Elles tachent le linge et attaquent ou détruisent avec rapidité les tuyaux de conduite en fonte ou en cuivre. Le bronze seul offre plus de résistance à ces atteintes.

» Une particularité importante de ces eaux est la

présence d'une végétation cryptogamique curieuse, les oscillariées et la sulfuraire, qui naissent dans ces eaux, sous l'influence de leur composition, de leur température élevée et du soleil. Si l'eau n'est pas à 50 degrés au moins, ces végétaux microscopiques périssent.

. . . .

» Dax est d'ailleurs une petite ville charmante, aux bords de l'Adour, jouissant d'une température douce, entourée d'un paysage des plus pittoresques. A quelques pas de la ville, on trouve des exploitations de sel gemme ; à deux kilomètres, un bois de chêne d'une grande étendue, qui pourrait être facilement transformé en un petit bois de Boulogne. Dax renferme un très grand nombre d'établissements de bains à tous les prix ; l'un d'eux même rappelle un souvenir de l'antiquité : les bains de César. César aurait, à ce qu'il paraît, réclamé le secours des eaux minérales de Dax, pour dissiper des douleurs qu'il aurait contractées dans la guerre des Gaules. Quoi qu'il en soit, parmi ces établissements, les Thermes de Dax offrent toutes les qualités requises pour ces sortes d'installations. Il faut aller à l'étranger pour retrouver un aménagement aussi bien compris.

» Dans un vaste rez-de-chaussée rectangulaire, divisé en deux parties par un pavillon central et circonscrivant deux grandes cours intérieures, sont rangées une série de cabines voûtées, parfaitement closes, et séparées les unes des autres par un mur d'épaisseur. Chacune d'elles contient une piscine de 1 mètre de large et de 2 mètres 30 de longueur, creusée dans le sous-sol. Ces piscines de boue sont traversées par un courant d'eau minérale, dont le débit peut être réglé de façon à donner au limon la température voulue. A côté de la piscine est une baignoire où le malade se plonge pour se débarrasser de la boue dont on l'a couvert. C'est sur des tables de marbre chauffées par la vapeur humide, que le malade est recouvert, à l'aide de la main ou d'une palette, de boue chaude. Une douche en jet et en pluie est amenée à la cabine, et permet d'administrer au malade des douches générales ou locales, même des douches écossaises. A cette installation des bains, est joint un salon d'hydrothérapie remarquable par ses vastes proportions et la multiplicité des appareils, et une grande piscine.

» Une longue galerie où s'ouvrent les chambres de l'établissement, sert de promenoir. Elle est maintenue à une température constante de 18 à 20 degrès ; les malades y peuvent facilement faire la réaction.

» Nous croyons cet établissement destiné à rivaliser avec les plus importants des pays étrangers. Il est dirigé par des hommes actifs et intelligents qui ne laisseront pas passer une occasion d'en augmenter le confortable, qui est déjà remarquablement compris. La température douce de Dax fait, d'ailleurs, penser qu'il deviendra une station balnéaire hivernale.

« A quoi doit-on attribuer les effets thérapeutiques des boues de Dax ? A vrai dire, on n'en sait trop rien. Pour les uns, ce sont les dégagements d'acides sulfhydriques à l'état naissant ; pour les autres, l'électricité qui est engendrée par les réactions diverses dont les eaux sont le théâtre. Ce qu'il y a de plus clair, c'est que ce sont des bains d'une activité assez grande et qu'on ne saurait prescrire à la légère. Depuis des années, certaines formes de rhumatismes, de névralgies rebelles, des affections chroniques des articulations et même des affections cutanées y sont traitées avec de grands succès. C'est là surtout le genre d'affections qui tire de ces stations des bénéfices sérieux et certains. »

Dr Smith.

VII.

Des Rhumatismes.

. . . .

« Enfin, s'il s'est formé des dépôts ou des altérations intra ou extra-articulaires, c'est que l'affection rhumatismale se sera combinée avec la goutte et exigera une médication spéciale ou bien le sujet sera scrofuleux ou syphilitique. Dans ce cas, on aura recours aux sulfurées et chlorurées fortes dont nous avons parlé et *surtout aux boues si actives* de Saint-Amand, de Barbotan et de Dax. Dax possède un établissement de *bains de boues, de bains de piscine et d'hydrothérapie, qui est un des mieux aménagés de toute la France.* »

Dr Cazaux,
Médecin consultant aux Eaux-Bonnes.

VIII.

Une visite aux Thermes de Dax.

Cauterets, 12 juin 1872.

Mon cher Rédacteur,

« En me rendant à Cauterets pour la saison de 1872, j'ai voulu visiter les Thermes de Dax, dont j'avais entendu parler très favorablement, je dirai même avec enthousiasme, dans votre bonne ville de Bordeaux.

» Je me dirigeai donc vers l'ancienne capitale du pays des Tarbelliens, moins pour satisfaire un sentiment de curiosité, d'ailleurs bien légitime, que dans le but de m'instruire, car, lorsqu'il s'agit d'installations hydro-balnéaires, on apprend toujours quelque chose avec le laborieux et ingénieux directeur de l'établissement hydrothérapique de Longchamps.

» Si la ville de Dax n'offre par elle-même aucun attrait aux étrangers, il en est autrement de ses environs, qui sont ravissants et où j'ai remarqué un luxe de végétation que je n'ai rencontré nulle part. Combien je regrette de n'avoir pu parcourir cette contrée si intéressante, qui semble un oasis au milieu des sables brûlants des Landes ! Mais le temps me manquait : je n'avais que quelques heures pour visiter, dans tous leurs détails, les Thermes fondés par MM. les docteurs Delmas et Larauza, et appelés, dans le pays, l'établissement *Sainte-Marguerite*.

. . . .

» La station de Dax possède de temps immémorial la spécialité thérapeutique des *boues minérales*. Mais, grand Dieu ! comment y étaient-elles administrées, ces boues, avant la création de MM. Delmas et Larauza ? Pour s'en faire une idée, il faut visiter l'établissement *Saint-Pierre*, ou plutôt l'affreux baraquement installé sur les fossés de la ville. Dans l'établissement même des *Baignots*, remarquable par sa propreté et surtout par son vaste jardin, l'installation des boues minérales est tout à fait primitive et défectueuse. MM. Delmas et Larauza ont donc comblé une lacune importante dans la thérapeutique thermale, par les dispositions spéciales de leur établissement. Il serait difficile, en effet, de réaliser, pour le traitement par les boues minérales, une installation plus intelligente et plus complète que celle des Thermes de Dax.

» Quatorze cabinets sont spécialement affectés à ce genre de traitement. Chaque cabinet contient une piscine d'un mètre quatre-vingts centimètres de long sur soixante-dix centimètres de large, dans laquelle il y a environ deux mètres de boue et trente centimètres d'eau minérale. La température varie de trente-deux à quarante-cinq degrés centigrades, selon qu'on augmente le débit de l'eau thermale. En sortant du bain de boue, les malades sont placés dans un bain d'eau minérale ou sous une douche.

» En outre des piscines à boue, l'établissement possède vingt-huit baignoires en marbre, une piscine à eau courante de huit mètres de longueur sur quatre mètres cinquante centimètres de largeur; enfin, un service d'hydrothérapie parfaitement installé. La salle des douches, surtout, m'a frappé par ses belles proportions et la variété des appareils.

. . . .

» Une disposition très heureuse, et qu'il serait désirable de voir adopter dans toutes les stations thermales, c'est la division de l'établissement en deux parties symétriques, l'une pour les dames, l'autre pour les hommes.

. . . .

» Je ne dois pas omettre de signaler les ingénieux appareils que MM. Delmas et Larauza ont imaginés pour les applications locales de boues à diverses températures. Ce sont, à coup sûr, d'excellents moyens thérapeutiques contre certaines affections.

» Enfin, les pauvres n'ont pas été oubliés dans le magnifique établissement de Dax, et la part qu'on leur a fait ne le cède pas en confortable à la partie affectée aux malades payants. Il va sans dire que ce service est complètement isolé du reste des Thermes. Il se compose de trois grandes piscines à boues, de trois baignoires, d'une salle de douches et d'une piscine d'eau minérale de trois mètres sur deux mètres cinquante centimètres.

. . . .

» Après ce coup-d'œil rapide sur les installations hydro-balnéaires des Thermes de Dax, il me reste à parler des applications thérapeutiques. Les eaux minérales de Dax, qui appartiennent à la classe des eaux sulfatées mixtes, agissent surtout par leur température; c'est pourquoi la vraie spécialité des Thermes de cette station est, à mes yeux, le traitement par les boues minérales. L'application de ces boues, soit générale, soit locale, constitue une médication externe et topique d'une grande activité. Je n'hésite pas à dire qu'elles agissent par les modes *révulsif* et *résolutif*, et que cette action et due tant à la température qu'à la composition des boues minérales.

. . . .

» Les boues minérales de Dax me paraissent indiquées contre le rhumatisme chronique, et en général contre toutes les affections de l'appareil locomoteur à forme torpide. Je soumettrais aussi volontiers à ce traitement certains dartreux chez lesquels il est nécessaire de stimuler vigoureusement la peau pour obtenir une guérison. Mais je fais des réserves en ce qui concerne les affections nerveuses et goutteuses, affections dans lesquelles il faut toujours se défier d'une excitation trop forte. Toutefois, l'expérience a prouvé que dans certaines névralgies sciatiques le traitement thermal de Dax a produit d'excellents résultats.

. . . .

» Les appartements réservés aux malades, ainsi que la salle à manger et le salon commun, ouvrent sur une belle galerie qui fait le tour de l'établissement, et qui est chauffée en hiver par la vapeur des sources, de manière à avoir une température moyenne de 18 à 20 degrés centigrades. Cette galerie, parfaitement éclairée et aérée, constitue un promenoir aussi commode qu'hygiénique. Les appartements présentent un confortable de bon goût qu'on ne trouve pas, bien s'en faut, dans tous les établissements.

. . . .

» Il me semble qu'une garantie de succès pour les Thermes de Dax, c'est que, grâce à l'excellente installation dont je viens de parler, et peut-être aussi aux conditions du climat de la contrée, les malades peuvent y être traités en hiver. Sous ce rapport, qui sait si Dax ne deviendra pas un jour, pour certains malades, une station complémentaire des établissements thermaux des Pyrénées ?

» Après avoir visité le bel établissement de Dax, je faisais cette réflexion : pourquoi le traitement par les boues minérales a-t-il été aussi longuement négligé chez nous, alors qu'il est en si grand honneur à l'étranger ? J'avoue que je n'ai point trouvé la solution de ce problème. Toujours est-il que la France possède aujourd'hui un établissement qui peut rivaliser, sans conteste, avec les stations allemandes où l'on applique, aussi le traitement par les boues minérales, telles que Meinberg, Gleissein, Muskau, Marienberg, etc. Honneur donc à MM. Delmas et Larauza, qui ont si bien complété notre arsenal balnéo-thérapeutique. »

Dr L. Gigot-Suard,
Médecin consultant aux Eaux de Cauterets.

FIN.

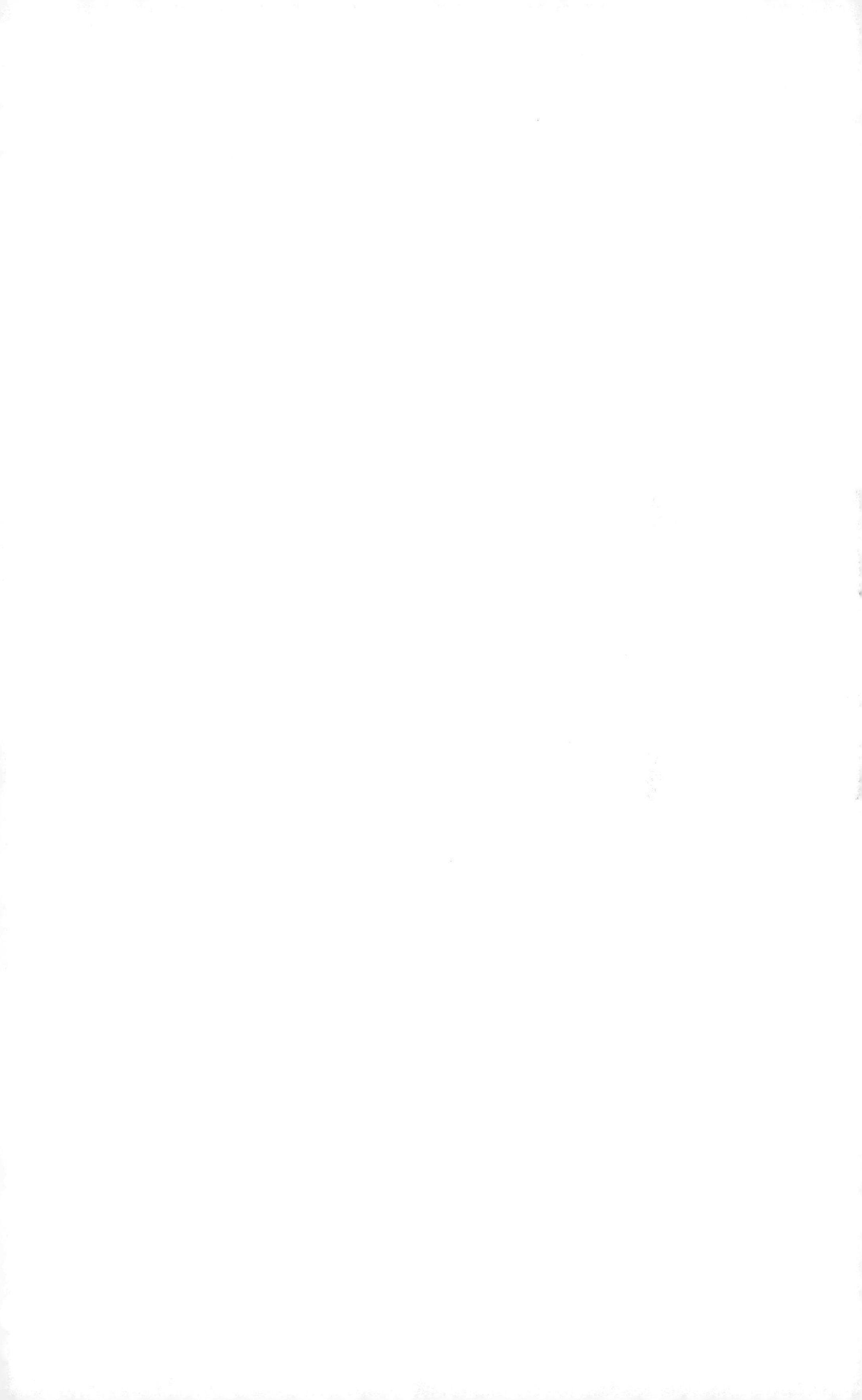

www.ingramcontent.com/pod-product-compliance
Ingram Content Group UK Ltd.
Pitfield, Milton Keynes, MK11 3LW, UK
UKHW012222240726
13966UKWH00003B/904